AF373672

Publications du Dr BONNETTE

Etude médico-légale sur la précipitation (chûtes d'un lieu élevé, défenestration). (Thèse de Lyon, 1892.)

Du traitement du Coup de Chaleur par la saignée et les injections de sérum artificiel. (Caducée, 1901.)

Des pesées paradoxales dans le diagnostic du Paludisme chronique et de la Cachexie palustre. — Leur utilité pour la Splénectomie. (Caducée, 1902.)

Traitement du Paludisme chronique et de la Cachexie palustre. (Bulletin Médical. 1902.)

Les sachets de charbon de paille en chirurgie d'armée. (Caducée, 1902.)

Plaie pénétrante de l'Abdomen par coup d'épée-baïonnette Lebel. — Rupture à 18 centimètres de la baïonnette enclavée dans le Sacrum. — Laparotomie latérale. — Extraction. — Névrite du nerf crural gauche. — Guérison rapide. (Caducée, 1902).

Sanatoria pour Soldats tuberculeux. (Bulletin Médical, 1902.)

Blessure mortelle de l'Abdomen par coup de feu à blanc. — Effets vulnérants des cartouches à fausses balles (modèle 1897.) (Archives de Médecine et de Chirurgie militaires, 1902.)

La Dyspepsie alcoolique à la légion étrangère. Son traitement. (Caducée, 1903.)

Chutes accidentelles du haut des palmiers dans le Sud oranais. (Caducée, 1903.)

Explosions de cartouches à fausses balles. (Caducée, 1903.)

Mutilations et Maladies provoquées en Algérie. (Caducée, 1903.)

Le Péril vénérien : sa Prophylaxie dans l'armée. (Gazette des Hôpitaux civils et militaires, 1904.)

L'Avenir d'une classe. (Caducée, 1904.)

Les Urinoirs à huile. (Gazette des Hôpitaux civils et militaires, 1904.)

Amputation criminelle de la verge chez un jeune arabe. (Caducée, 1904.)

De l'emploi des Rayons Rœntgen dans les blessures par coups de feu pendant les troubles de Chine en 1900. (Archives de Médecine et de Chirurgie militaires, 1904.)

Dangers des Tirs collectifs. — Blessure de la Joue gauche produite par un éclat d'embouchoir à quillon, broyé par une balle Lebel provenant du second rang des tireurs. (Caducée, 1904.)

Un cas d'intoxication volontaire par décoction de laurier rose. (Caducée, 1904.)

Le Froid en Algérie. — Désastres militaires sur les Hauts-Plateaux. (Gazette des Hôpitaux civils et militaires, 1904.)

Traitement des blessures de guerre. — Pansement « à la ficelle » du D^r DE MOOY. (Caducée, 1904.)

Le pied « de poupée » de la Chinoise. (Gazette des Hôpitaux civils et militaires, 1904.)

La Lèpre en Oranie. (Caducée, 1904.)

L'IMPORTANCE DU SUCRE

COMME

ÉNERGÉTIQUE MUSCULAIRE

IMPORTANCE DU SUCRE

COMME

ÉNERGÉTIQUE MUSCULAIRE

DANS LE TOURISME
LES SPORTS ET LE SERVICE MILITAIRE

PAR

M. Alfred STEINITZER

Capitaine d'Artillerie (Bavière)

———

TRADUIT DE L'ALLEMAND PAR LE Dr BONNETTE, MÉDECIN-MAJOR
ET LE CAPITAINE DUMONTET, AU 23e D'INFANTERIE

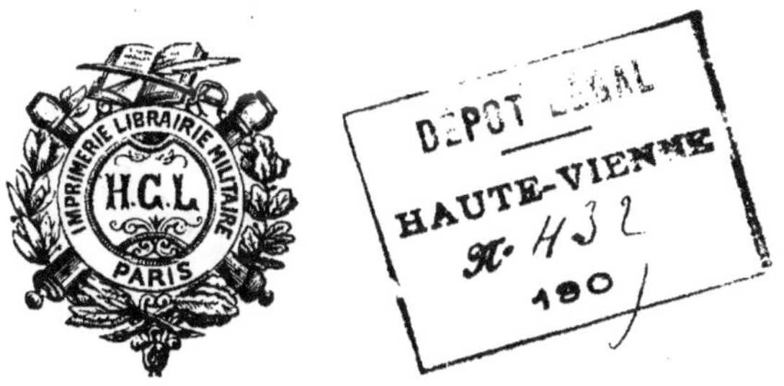

PARIS

Henri CHARLES-LAVAUZELLE

Éditeur militaire

10, Rue Danton, Boulevard Saint-Germain, 118

———

(MÊME MAISON A LIMOGES)

PRÉFACE

DE LA TRADUCTION FRANÇAISE

———

MM. Bonnette, médecin-major de 2ᵉ classe, et Dumontet, capitaine au 23ᵉ régiment d'infanterie, m'ont fait l'honneur de me demander à traduire cette brochure en français.

Pour moi, qui ne suis qu'un profane en fait de physiologie, j'ai été vivement flatté de voir que mon opuscule était cité par le Dʳ Bonnette, dans la *Quinzaine médicale* et la thèse du Dʳ Ragot; par M. Grandeau, dans son ouvrage récent de 1903 *(Valeur et rôle alimentaire du Sucre chez l'homme et les animaux)* et par M. Dastre, dans son magistral article : *La Question du Sucre en physiologie*, article qui a paru dans la *Revue des Deux-Mondes*, au mois d'août 1903. Tous ces auteurs arrivent aux mêmes conclusions que j'ai essayé de démontrer empiriquement, et admettent ce principe dominant que « le sucre est la source de l'activité musculaire, le charbon qui actionne la machine humaine ».

Je me permets d'envoyer à ces deux Messieurs mes plus sincères remerciements, joints à l'expression de ma joie et de ma reconnaissance pour l'appréciation flatteuse qu'ils ont eue de mon opuscule, en me demandant à le traduire en français. Je leur en exprime toute ma sympathie et les assure de mes meilleurs sentiments de bonne camaraderie.

×

Au sujet de mes expériences, deux objections m'ont été faites; je veux y répondre sans retard :

La première a trait à la grande quantité de sucre absorbée et à l'insuffisance de l'alimentation azotée.

A cela je répondrai qu'il s'agit *d'expériences* tendant à montrer quelle valeur peut être attribuée au sucre comme *source d'énergie musculaire*. Aussi, toute alimentation qui n'était pas absolument nécessaire pour remplir le tube digestif (c'est-à-dire pour apaiser la faim), devait être exclue.

En outre, il s'agissait de savoir quelles quantités de sucre pouvaient être ingérées sans danger? Ces expériences devaient donc être poussées très loin, afin d'en tirer, dans la pratique, de judicieux conseils.

Dans le chapitre V, « Propositions pour l'emploi du sucre », je ne demande pas que la nourriture soit exclusivement sucrée, mais *que le sucre soit un supplément à la nourriture habituelle*. Ce supplément devra être proportionnel à l'effort musculaire demandé et ne jamais dépasser 500 grammes en vingt-quatre heures.

Durant les deux derniers étés, j'ai exécuté de nombreuses ascensions en Suisse et dans le Tyrol, en me nourrissant selon les préceptes que j'avais déjà formulés; je m'en suis fort bien trouvé et nombre de mes amis ont également apprécié l'importance de mes expériences et de mes conseils.

Une deuxième objection se rapporte à l'absorption

de *grandes quantités d'eau*, car le sucre doit être consommé en dissolution. A ce propos, il faut se rappeler que je conseille de faire fondre ces 500 grammes dans un litre d'eau. Or, d'après Woit et Pettenkofer, 2 litres 1/2 à 3 litres de liquide sucré sont nécessaires par jour : je suis donc bien au-dessous de ces physiologistes et cette objection tombe d'elle-même.

Quant à nous, nous avons la ferme conviction que les avantages du sucre comme énergétique musculaire seront toujours appréciés par tous ceux qui ont à effectuer un travail physique pénible, en particulier par les militaires et les sportmen.

Octobre 1903.

L'Auteur.

INTRODUCTION

Quoique l'importance du sucre comme *aliment* soit connue des physiologistes depuis longtemps et que la presse et les revues aient, dans ces dernières années, fait grand bruit autour de son emploi, cependant le monde du *tourisme* et du *sport* n'a pas prêté jusqu'ici une attention bien grande aux remarquables propriétés des hydrocarbonés.

Et cependant, mieux que personne ce monde est à même d'utiliser avec le plus grand profit les *propriétés dynamogéniques* du sucre.

A ce sujet, qu'il me soit permis, dans ce petit opuscule, de décrire quelques essais, quelques expériences et de montrer les conséquences heureuses qu'elles pourraient avoir dans *l'armée*, le tourisme et les sports actifs, comme *l'ascensionisme*, la *vélocipédie*, le *ski*, le *canotage*, les *raids à cheval*, etc.

En outre, je parlerai de la pratique personnelle que j'ai de ces sports, pratique qui me permettra d'émettre sur eux un avis général.

La plupart des essais que je citerai, sont tirés de l'ouvrage du D^r Th. Jaensch sur *l'Importance du sucre dans la nourriture du peuple*. Dans ce livre, les chapitres qui s'occupent de la physiologie théorique de l'alimentation sucrée sont très complets, tandis que, dans notre brochure, nous donnerons quelques notions, à peine esquissées dans un but spécial.

Je ferai aussi remarquer que mes expériences n'ont

pas été inspirées par les notices parues dans les journaux, au moment des essais qui ont été faits par le médecin principal, le Dr Leitensdorfer, dans notre armée, en 1896.

Je n'ai eu l'idée de m'occuper de ces publications qu'au moment de composer cette monographie, c'est-à-dire en décembre 1901. Seules, les constatations particulièrement intéressantes que j'avais faites dans mes ascensions, sur ma personne, m'ont conduit à faire du sucre une étude attentive.

En résumé, la négligence du monde sportif à lire les ouvrages de physiologie et les revues médicales, la complète méconnaissance des avantages du sucre comme énergétique et l'idée d'être utile en attirant l'attention du public sur cet aliment, m'ont poussé à publier cette brochure.

En terminant, j'exprimerai tous mes meilleurs remerciements à M. le médecin-major, le Dr Fleischmann, qui a eu l'amabilité de donner à mon chapitre II (sur la physiologie) la sanction de sa haute expérience.

Décembre 1901.

L'Auteur.

IMPORTANCE DU SUCRE

COMME

ÉNERGÉTIQUE MUSCULAIRE

CHAPITRE Ier

HYGIÈNE ALIMENTAIRE DANS LE TOURISME ET LE SPORT

Plus l'homme se soumet à des efforts violents, plus il doit tenir compte des facteurs hygiéniques qui peuvent maintenir ou élever son endurance.

Dans la pratique d'un sport, l'endurance rencontre de nombreux obstacles, mais le principal est la profession, qui ne comporte souvent aucun mouvement, aucun exercice physique.

Or, il est à remarquer que c'est justement dans ces professions sédentaires que le désir de mouvement intense, de vigoureux efforts devient un besoin naturel presque irrésistible. Pour s'en convaincre, il n'y a qu'à compter les nombreux refuges qui ont été créés, de nos jours, sur les montagnes.

Il semble, en effet, que la plupart des ascensionistes, à professions sédentaires, veuillent se dédommager, pendant les vacances, de leur long repos de l'année.

Dans la pratique des sports, l'organisme est non seulement plus fatigué que dans les circonstances ordinaires de la vie, mais il est plus exposé aux influences de la température; il doit, en outre, supporter une nourriture irrégulière et spéciale. Aussi le sportman doit-il régler son habillement, son alimentation, son genre de vie, selon ces exigences nouvelles et savoir que l'*hygiène d'un sport fait partie intégrante de la connaissance de ce sport.*

L'oubli de ces règles d'hygiène peut limiter l'endurance et empêcher même l'excursion projetée, à moins qu'un régime spécial ne vienne reculer les limites de la fatigue.

Rappelons-nous que *le plaisir d'un sport est proportionnel à l'entraînement acquis.*

Pour l'alpinisme, je puis me porter garant de l'exactitude de cette assertion.

Dans ce sport, il s'agit non seulement de gravir de nombreux pics, mais encore de jouir pleinement des beautés inoubliables de la montagne.

La joie et la confiance vont de pair avec le maintien de l'*endurance physique,* c'est-à-dire, avec *la possibilité de soutenir longtemps un vigoureux effort;* la hardiesse même est sa rançon.

Le sucre, en reculant les limites de la fatigue, augmente donc l'énergie et le plaisir de l'alpiniste.

Grâce à lui, un marcheur moyen peut vaincre des difficultés qui auraient dépassé ses forces. Il n'est plus obligé de s'arrêter, à moins qu'il n'y soit contraint par le mauvais temps. Il peut avec joie aller chaque jour de pic en pic, et, n'étant plus incommodé par la fatigue, il jouit pleinement des beautés alpestres. Confiant dans son endurance, l'Alpiniste savoure, le soir venu, dans une joie sans mélange, le plaisir de l'excursion du lendemain. Avec le sucre, son énergie surmontera tous les obstacles.

×

Un autre grand avantage de l'alimentation sucrée c'est qu'*elle peut supprimer la période de l'entraînement préalable* (1).

En effet, la plupart des touristes doivent, comme moi, compter sur un congé de courte durée, qui ne peut se remettre, et durant lequel on est obligé de réaliser le programme qu'on s'est tracé d'avance. Ce programme n'est-il pas encore exposé à être modifié et malicieusement raccourci par le mauvais temps?

Rarement donc, l'alpiniste qui affronte les hauts pics couverts de glace, ou les aiguilles dolomitiques vertigineuses, a acquis un entraînement méthodique, en escaladant des sommets moins élevés. Et quoi de plus pénible que d'être forcé de s'arrêter un jour, par un beau temps, pour laisser dissiper la fatigue due au manque d'entraînement?

Ces *réflexions* peuvent s'appliquer plus ou moins à tous les *exercices faits en plein air*. Ainsi, *dans l'armée,* ce défaut d'entraînement éprouve surtout les officiers de réserve qui passent brusquement d'une situation sédentaire au service pénible de l'infanterie, ainsi que les soldats réservistes obèses, qui sont soumis sans transition aux mêmes fatigues que les soldats de l'active bien entraînés.

---

(1) L'auteur ne vise pas ici l'entraînement pour les courses de chevaux, de bicyclette, les courses en canot et autres. L'alimentation sucrée peut dans ces sports aider l'entraînement, mais elle ne peut en aucun cas le remplacer. Par le mot entraînement, l'auteur entend la mise en train de l'alpiniste, de l'amateur excursionniste, des pratiquants du ski sur la neige, en un mot de tous ces sportmen qui ne veulent établir aucun record, mais qui souhaitent d'être en état d'exécuter « sans préparation » de pénibles exercices.

×

Dans le chapitre suivant, nous montrerons : 1° *le rôle important du sucre dans l'alimentation; 2° l'augmentation de l'endurance et de l'énergie musculaire par l'absorption de cet aliment.* Nous verrons également que *l'activité du cœur n'est qu'une activité musculaire,* susceptible donc d'être développée par le sucre. Et, comme l'énergie cardiaque joue un très grand rôle dans l'alpinisme et le ski, nous nous arrêterons un instant sur cette question.

CHAPITRE II

PHYSIOLOGIE ET VALEUR ALIMENTAIRE DU SUCRE

Dans ce chapitre, nous allons donner un court aperçu
du rôle que le sucre est appelé à jouer dans l'alimentation, quand l'organisme est soumis à un travail modéré
ou excessif.

L'*assimilation* complète, la transformation des aliments dans le tube digestif, jusqu'à leur pénétration
dans le torrent circulatoire, est extrêmement compliquée
et dépasse aussi bien le cadre de cet écrit que les bornes
de mes connaissances physiologiques. Aussi nous nous
contenterons de donner quelques *notions* très simples,
indispensables pour être compris de tout le monde, et
pour répondre à la question posée.

Quand on analyse *les éléments* dont se compose *la
nourriture* de l'homme, on trouve qu'elle contient de
l'*azote*, du *carbone*, de l'*hydrogène* et de l'*oxygène;* les
autres éléments accessoires peuvent être négligés, tels
que le soufre, le phosphore, les chlorures, etc.

Ces *matières nutritives* ont un *double rôle*. Ce sont :

1° *Des aliments de remplacement, de restauration;*
2° *Ou des aliments de force, de combustion.*

Les aliments de remplacement se composent d'eau
($H_2 O$) et de substances azotées ou *albuminoïdes*.

Les aliments de force sont des substances contenant
du carbone, en particulier la *graisse* et les *hydrates de
carbone* (l'albumine en excès en forme une petite quantité).

Il faut maintenant résoudre les deux questions suivantes :

1° Dans le cas d'un travail musculaire intense, l'organisme a-t-il besoin d'une quantité plus *grande* de substances hydrocarbonées que dans un travail modéré ?

2° Et dans l'affirmative, comment fera-t-on ingérer de la façon *la plus profitable ces hydrates de carbone?*

A la première question nous répondrons par les tableaux qui ont été dressés par Woit et Pettenkofer, mais que nous avons simplifiés à dessein.

Ces tableaux donnent une idée des *dépenses de l'organisme :* 1° dans le train habituel de la vie ; 2° dans le cas d'activité musculaire intense.

TABLEAU I. — Travail modéré.

	a. ABSORBÉS GRAMMES	b. EXPULSÉS EN 24 HEURES			COMPA- RAISON entre les entrées et les sorties
		α URINE grammes	β EXCRÉ- MENTS grammes	γ RESPIRA- TION ET PERS- PIRATION grammes	$a - b$
Parties constitutives	3.342,7	1.343,1	114.5	1.739,7	145,3
Eau	2.016,3	1.278,6	82,9	828	— 173,2
Carbone	315,5	12,6	14.5	248.6	+ 39,8
Hydrogène	46,9	2,8	2,2	—	+ 41,9
Azote	19,5	17,4	2,1	—	0,0
Oxygène	920,6	13,7	7,2	663.1	+ 236
Cendres	23,9	18,1	5.9	—	— 0,1

TABLEAU II. — Travail intense.

| | *a.* ABSORBÉS | *b.* EXPULSÉS EN 24 HEURES | | | COMPA-RAISON |
| | | α | β | γ | |
	GRAMMES	URINES grammes	EXCRÉMENTS grammes	RESPIRATION ET PERSPIRATION grammes	*a — b*
Parties constitutives.........	4.263,5	1.182,8	88,0	3.326,7	— 334
Eau.............	2.691,5	1.116	61,4	2.042,5	— 517,4
Carbone........	315,5	12,4	12,1	350,2	— 59,2
Hydrogène	46,9	2,65	1,80	—	— 16,2
Azote	19,47	17,26	1,77	—	+ 0,44
Oxygène........	1.165,5	13,32	6	934	+ 257,7
Cendres	24,9	21,17	4,90	—	1,47

Dans le premier tableau, nous constatons un *excédent* de carbone, dans le second un *déficit*.

Les deux tableaux nous montrent que la plus grande partie du carbone est rejetée par la respiration et la perspiration.

Enfin, ces deux tableaux nous permettent de conclure que, *dans l'activité musculaire intense, ce sont les éléments hydrocarbonés qui disparaissent.*

Mais, pour décider quels sont les principes chimiques consommés pendant le travail musculaire, il faut déterminer la composition chimique du muscle en action et au repos (1).

---

(1) Cette détermination est beaucoup plus compliquée que ne le laisserait croire le résumé succinct que nous en donnons.

D'ailleurs, quand même l'analyse chimique de la substance musculaire serait faite, on ne pourrait pas ainsi complètement résoudre ces deux questions.

L'analyse porterait sur l'oxyde de carbone, la glucose

a) Dans un muscle au repos, on trouve une augmentation de carbone, qui provient du sang ;

b) Dans un muscle en action, on note une plus grande production d'acide carbonique, qui est chassé par la respiration.

Aussi pouvons-nous conclure que *les hydrates de carbone sont la source de l'énergie musculaire*, et que leur absorption (graisse, hydrates de carbone) est indispensable pour que nos muscles puissent exercer leur activité.

Maintenant, essayons de résoudre la deuxième question : *Quelle quantité et quelle qualité d'aliments carbornés doit-on ingérer ?*

Le tableau suivant nous donne la quantité :

EN 24 HEURES grammes	PLAYFAIR			PRESCRIP- TIONS pour l'armée en temps de paix.
	α Régime de repos.	β Régime d'activité modérée.	γ Régime de grande activité.	
Albumine..........	70,87	119,07	155,92	120
Graisse	28,35	51,03	70,87	56
Sucre..............	340,20	530,14	567,50	500
Carbone	209,79	337,36	388,39	330 environ
(Dans les cas de travail forcé, les chiffres de la colonne 4 devraient être augmentés.)				

Pour la plupart des sports, il est bon d'être d'un poids léger ; aussi doit-on chercher à réduire la quantité de graisse acquise pendant les occupations sédentaires de l'hiver. Quelle joie, d'ailleurs, n'éprouve-t-on pas, après les excursions de l'été en montagne, ou les randonnées

---

et la graisse, car tous ces éléments ne peuvent pas être impunément remplacés par les hydrates de carbone.

Mais le but de cet opuscule nous empêche d'approfondir ces expériences.

en bicyclette, de se sentir allégé d'un fardeau inutile ?
De plus, ces réserves adipeuses satisfont dans une large
mesure au besoin de graisse que réclame l'économie.

Donc, pour compenser ce supplément de dépense occasionné par une activité plus grande, il faut moins absorber des aliments de remplacement que des *aliments
de force*, moins de graisse que d'*hydrates de carbone*.

Enfin, le précédent tableau nous montre que 600
grammes environ d'*hydrates de carbone* sont brûlés durant un travail actif, et que même, dans certains cas
(ascensions pénibles, par exemple) cette quantité peut
être dépassée.

Cette question de la quantité et de la qualité de la
nourriture peut donc être ainsi résolue : dans un travail
actif, l'organisme a besoin, comme aliments de force,
de 600 grammes d'hydrates de carbone et de 70 grammes
de graisse (qui peuvent provenir des réserves adipeuses
du corps).

Dans tous les cas, ce supplément d'énergie ne peut
pas être uniquement fourni par la graisse, car cet aliment n'est pas toujours très bien toléré et demande un
effort digestif beaucoup plus grand que les hydrocarbonés.

Voyons maintenant *quels sont les aliments* qui nous
permettent de satisfaire le plus commodément possible à
ce besoin d'aliments dynamogéniques.

Le tableau suivant nous donne la composition en hydrates de carbone des principales substances alimentaires consommées dans l'armée bavaroise.

CONTENANCE par 100 grammes	EAU grammes	AZOTE grammes	GRAISSE grammes	HYDRATE de CARBONE grammes	SEL grammes
Haricots secs	14,5	24,5	2	55,5	3,5
Pois............	14,5	22,5	2	58,5	2,5
Lentilles	14	26	2	55	3
Riz.............	13	7,5	1	78	0,5
Pain de froment.	35,5	7	0,5	56	1
Pain de seigle...	45	6	1,5	46,5	1
Gruau..........	15	11,3	1,5	71,5	0,8
Vermicelle.......	13	9	0,3	76,8	0,8
Pommes de terre.	75	2	—	22	1
Légumes secs....	11	12	2,5	68,5	6
Conserves de lé-gumes........	8	18,5	21	41,5	11

La chair des animaux (foie, muscles) contient une si faible proportion d'hydrates de carbone, sous forme de glycogène), qu'il est inutile de la faire figurer dans ce tableau, surtout pour le but que nous poursuivons.

Enfin, voici les quantités d'aliments qu'il faudrait absorber pour fournir à l'organisme 600 grammes d'hydrates de carbone par jour :

ALIMENTS	GRAMMES	LIVRES
Haricots.......................	1.100	2 1/5
Pois........................	1.000	2
Lentilles	1.000	2
Riz........................	800	1 3/5
Pain de froment...............	1.100	2 1/5
Pain de seigle................	1 300	1 3/5
Gruau......................	900	1 4/5
Vermicelle	850	1 3/5
Pommes de terre	3.000	6
Légumes secs.......	850	1 3/5
Conserves de légumes...........	1.500	3

Dans l'alimentation ordinaire, nous ne demandons pas cette quantité d'hydrocarbonés à un seul aliment, mais au mélange de plusieurs substances, comme par exemple : pain, conserves de légumes, soupe de pois, etc. Sans cette variété, la nourriture serait ingérée sans plaisir et troublerait vite l'estomac.

Actuellement, *le bon sucre du commerce contient 99,8 p. 100 de glucose chimiquement pur*, dont 600 grammes de cette substance pourraient satisfaire ce besoin organique.

Mais ne perdons pas de vue que *la teneur d'hydrates de carbone d'un corps n'est pas proportionnelle à sa valeur nutritive*. Ainsi, par exemple, 600 grammes de sucre n'ont pas la même valeur nutritive que 900 grammes de gruau ou 1.500 grammes de conserves de légumes, quoique ces trois substances contiennent la même quantité d'hydrates de carbone.

En outre, chaque aliment exige une quantité différente de *travail digestif*. Or, ce travail est indispensable pour que les aliments soient absorbés, digérés et utilisés par l'organisme comme éléments de force. Mais la quantité de chaleur que réclame la digestion doit être enlevée à l'ensemble du corps et déduite de la chaleur livrée par les aliments.

La digestion est donc un véritable travail ; ce fait est rendu palpable par la paresse qui se fait sentir après les repas. A ce moment, le sang se porte en masse vers le tube digestif, en anémiant les autres organes, ce qui les rend plus lourds (1). *En un mot, le travail musculaire et le travail digestif semblent s'exclure.*

---

(1) La cause de cette paresse est due à l'inégale répartition du sang dans l'économie. En effet, durant la digestion, toutes les parties du corps, sauf le canal intestinal, sont relativement privées de sang, et, par suite, impropres au travail. « Travail musculaire et travail digestif s'excluent en une certaine mesure. » (Prof. Zuntz, Berlin. — Voir aussi Chap. III, § 7.)

Or, le sucre n'exige aucun travail digestif, surtout s'il est ingéré dissous dans l'eau (1) ; aussi peut-on le regarder comme l'*aliment le plus facilement assimilable* et, fait important, on peut le prendre en plein travail musculaire, puisque sa digestion n'a pas besoin d'être aidée par le repos.

Ces considérations théoriques trouvent leur consécration pratique en ce fait que le sucre est un énergétique extraordinairement rapide qui, après son absorption, est immédiatement conduit dans le système musculaire épuisé, comme nous le verrons dans les chapitres III et IV, en nous appuyant sur de nombreuse expériences.

Le *résultat* de toutes ces discussions est de montrer que, *dans un travail musculaire intense, une grande partie de l'énergie physique peut être avantageusement fournie par le sucre, surtout si cet aliment est utilisé pendant le travail.*

Enfin, rappelons-nous que toutes les substances sucrées n'ont pas la même valeur nutritive que le sucre : ainsi, la *saccharine* et d'autres principes sucrés du commerce ne jouent aucun rôle alimentaire.

---

(1) Tous les hydrates de carbone doivent se transformer en glucose, ou sucre de raisin, pour être définitivement utilisés par l'organisme. Les sucres de betterave et de canne (*) doivent également subir ce dédoublement, qui, chez eux, se produit très facilement et sans presque occasionner de travail digestif.

(*) Claude Bernard a, en effet, démontré que le sucre de canne ou de betterave appelé *saccharose* n'est pas assimilable sous cette forme. Il est comme une matière inerte ou indifférente qui circulerait impunément dans le sang sans que les éléments anatomiques puissent jamais le détourner et se l'approprier. (Cl. Bernard.)

Pour être rendu assimilable, le sucre ordinaire doit subir une transformation, grâce à un ferment intestinal nommé *ferment inversif,* qui a pour résultat d'*intervertir* le sucre, c'est-à-dire de le transformer en un mélange de deux sucres nouveaux, te *glucose* et le *levulose,* seules formes sous lesquelles l'organisme peut utiliser la matière sucrée. (*Note des traducteurs.*)

CHAPITRE III

ESSAIS ET EXPÉRIENCES

En cas de faim ou d'épuisement, on sait que le chocolat peut relever promptement les forces : aussi le
trouve-t-on dans l'équipement des alpinistes, des vélocipédistes, etc., et dans les cantines des officiers aux
manœuvres. Cet aliment est vendu sous mille formes,
aux touristes et aux sportmen : on peut s'en procurer
dans les gares, les buffets, les boîtes automatiques, et
même dans les plus modestes villages des montagnes.

Rares pourtant sont les personnes qui savent que les
propriétés stimulantes du chocolat sont dues à sa forte
contenance en sucre. De plus, il contient des matières
graisseuses (beurre de cacao), et des substances aroma-
tiques.

Volontiers, les Anglais, dans leurs excursions, consomment de la marmelade de fruits sucrée. A ce sujet,
le docteur Güssfeld raconte (autant que je m'en sou-
vienne, lors de son ascension du pic Bernina, par la
crevasse Güssfeld), qu'à son arrivée au sommet, il mangea avec plaisir un morceau de gâteau aux pommes
sucré.

Ces deux exemples nous montrent qu'en dehors de la
sensation rafraîchissante procurée par l'acidité du fruit,
le corps accepte avec plaisir, dans les grandes fatigues,
le sucre comme une nourriture bien appropriée.

Malgré tous ces avantages, le rôle du sucre comme
énergétique musculaire est longtemps resté méconnu.

Nous allons maintenant passer en revue une partie des expériences que nous connaissons et qui ont été faites avec l'alimentation sucrée :

1° La première tentative de l'emploi du sucre dans l'alpinisme fut faite par les Drs Fick et Wislicenns, en 1865 (*Revue trimestrielle de la Société des naturalistes de Zurich*, livre X, page 317). Ces deux physiologistes montèrent au sommet du Faulhorn par le chemin le plus escarpé, en moins de six heures, et pendant toute l'ascension — trente et une heures — ne prirent aucune substance azotée pour ne consommer que de la graisse et du sucre. A la descente, il étaient en parfait état.

Dans leur relation, ils nous apprennent que « *les chasseurs de chamois* de la Suisse Occidentale ont l'habitude de consommer pendant leurs longues chasses du sucre et du lard que ces montagnards considèrent comme plus nourrissants que la viande ».

« Qu'ils sont donc bien avisés ces paysans, disent-ils, d'emporter ainsi commodément, sous forme de sucre et de lard, leur provision de charbon musculaire ! »

2° Le professeur Ugolino Mosso (Gênes), examina expérimentalement, en 1893, « *l'influence du sucre sur le travail musculaire* ». (*Berlin Allemand*, 1901), avec l'aide de son appareil enregistreur (l'ergographe). Ses conclusions furent les suivantes :

a) Les résultats de nos expériences *attribuent au sucre une forte influence sur la contraction des muscles*, influence qu'on n'aurait pas cru possible, si elle n'avait été révélée par des procédés purement scientifiques.

b) Des doses de 5 à 60 grammes de sucre, prises en une fois, déploient *dans le muscle fatigué la plus grande énergie.* Avec des doses supérieures à 60 grammes, le rendement diminue à mesure que la dose augmente. Avec des doses moyennes, le muscle est capable d'un effort très étendu et, si on les diminue, la durée du rendement musculaire diminue proportionnellement ;

c) La quantité d'eau qui dissout le sucre a quelque importance sur le succès de son action énergétique. La quantité la plus efficace est de six à dix fois le poids du sucre. Avec des dissolutions plus concentrées, on obtient un effet moindre ; il en est de même avec une dissolution très étendue ;

d) Le meilleur résultat est obtenu avec des doses moyennes. La force du muscle dure peu de temps avec de faibles doses ; elle dure une heure et plus avec des doses moyennes. *Il en résulte que les gens qui font surtout travailler les muscles des membres inférieurs, comme les soldats, les alpinistes, les vélocipédistes, peuvent, s'ils se sentent un jour fatigués, obtenir par le sucre un surcroît de forces.* Chez l'homme, en effet, les muscles complètement épuisés sont promptement stimulés par cet énergétique musculaire.

3° Le Dr Schumburgh (*Journal de médecine militaire allemande,* 1896, livre 8), tire de ses expériences la conclusion suivante : « En faisant complètement abstraction du facteur psychique, la consommation de faibles quantités de sucre (30 grammes) augmente en peu de temps l'énergie musculaire, parce que le sucre est un aliment qui s'assimile promptement, et qui est capable *de vaincre la sensation de fatigue en agissant sur le système nerveux.* La *dulcine,* au contraire, se comporte comme de l'eau pure, si on la compare au sucre. »

4° Les Drs Prantner et Stowasser, dans un mémoire sur *l'Influence du sucre dans la fatigue musculaire* (*Journal de pathologie interne,* 1899, n° 7), ont étudié la valeur alimentaire du sucre chez les travailleurs et les animaux.

Ces expérimentateurs ont mesuré sur eux-mêmes la somme de travail effectué, en soulevant de lourdes haltères. Pendant ces exercices, ils ont consommé du sucre à la dose de 30 grammes dans une infusion de thé léger de 200 grammes. De ces expériences, ils ont conclu que, *sans exception, tous ceux qui consomment du sucre sont susceptibles de produire un surcroît de travail parfois considérable.*

En revanche, les muscles étaient sensiblement affaiblis les jours où, à la place du sucre, ils consommaient une mixture artificiellement édulcorée. Il arrivait qu'après avoir consommé du sucre, le Dr Stowasser, qui avait un système musculaire assez peu développé, l'emportait souvent sur son partenaire.

Dans tous les exercices de force exécutés après avoir absorbé du sucre, ils observèrent très nettement une diminution de la sensation de fatigue.

5° Grandeau, savant français, a fait dans ces dernières années de nombreuses expériences sur des chevaux. Les résultats sont identiques aux précédents : pour lui, la force musculaire est tirée essentiellement d'une nourriture non azotée, et particulièrement du sucre, tandis que l'azote est nécessaire seulement pour réparer la faible usure de la masse musculaire.

6^r Harley, anatomiste anglais, résume ainsi ses expériences qui, comme celles de Mosso, furent faites avec un appareil enregistreur :

a) Si, pendant une journée entière on consomme 500 grammes de sucre, le rendement musculaire s'élève de 61 à 76 p. 100;

b) 200 grammes de sucre pris dans un repas ordinaire élèvent le travail à 39 p. 100;

c) Le sucre pris en supplément dans un repas copieux élève la quantité de travail de 8 à 16 p. 100;

d) Le travail effectué en huit heures est élevé de 22 à 36 p. 100, si on consomme 200 grammes de sucre;

e) On peut empêcher l'abattement musculaire qui se produit journellement vers 5 h. 30 de l'après-midi en consommant du sucre; il se produit ainsi une élévation dans la quantité du travail total.

7° Le professeur, Dr Zuntz (de Berlin), a fait des recherches comparatives sur l'usure organique dans le travail musculaire, chez les chevaux, les chiens et l'homme, au moyen de l'analyse des gaz respiratoires. Il a ensuite comparé le sucre aux autres principales substances alimentaires comme source d'énergie musculaire. Ses recherches l'ont amené à constater que le sucre offre, sur les autres aliments, l'avantage de ne nécessiter qu'un très faible travail digestif. Les albuminoïdes, au contraire, exigent un puissant afflux sanguin vers l'estomac, de sorte que les muscles en seraient complètement privés, s'ils devaient alors fournir un grand effort. « *Le travail musculaire* » et le « *travail digestif* » *s'excluent dans une certaine mesure.*

En résumé, les hydrates de carbone, et en particulier le sucre, demandent un travail d'assimilation, pour des quantités équivalentes, beaucoup plus faible que les albuminoïdes. De plus, l'épargne de l'albumine alimentaire est bien mieux remplie par le sucre que par la graisse : c'est là tout le secret de l'influence si favorable de l'alimentation sucrée dans un travail qui nécessite de sérieux efforts.

Si les expériences scientifiques décrites plus haut semblent (à l'exception de la première) pouvoir être désignées sous le nom d'expériences de laboratoire, les suivantes sont exclusivement tirées de la pratique des sports.

8° Le Hollandais Birnie a observé, à Java, que les gens du pays de Palembang ne partent jamais en voyage, sans se pourvoir de sucre, pour éviter les fringales. Dans les contrées montagneuses de cette île, il a vu les cochers nourrir leurs chevaux avec du sucre, sous forme de mélasse liquide.

Plus tard, Birnie conseilla à des jeunes gens qui pratiquaient le canotage *de consommer régulièrement du sucre.*

Ces derniers gagnèrent ainsi plusieurs courses à Leyde, Amsterdam et Ostende. Depuis cette époque, ce procédé a été souvent imité, en particulier dans la plupart des clubs de canotage de Berlin. Entre autres faits, Birnie raconte que deux jeunes gens de 17 et 19 ans s'entraînaient au sport du canotage, en se nourrissant l'un de viande, l'autre de sucre. Après trois semaines, le premier dut renoncer à son régime carné, parce qu'il éprouvait un engourdissement cérébral, suivi d'une véritable répugnance et d'une complète incapacité pour les travaux intellectuels.

Il consomma alors du sucre pendant trois jours et tous ces phénomènes morbides disparurent.

9° Le Dr Coulton, médecin français, a expérimenté pratiquement la valeur alimentaire du sucre. En compagnie de deux de ses amis, il entreprit un voyage de cinq jours à bicyclette. Ils avaient emporté un bagage assez lourd, et, personnellement, Coulton avait pris sur lui environ 30 kilogrammes.

En outre, la chaleur était vive et le pays accidenté.

A tour de rôle, le Dr Coulton prit ses repas habituels et des repas sucrés, composés de 400 grammes de pain et 250 grammes de sucre.

Voici le résultat de ses expériences : *les jours du régime sucré, il éprouva peu de fatigue, malgré les circonstances difficiles et un parcours de 60 kilomètres, tandis que les autres jours, dans le même pays et avec la même vitesse, il était épuisé.*

10° *Dans l'armée*, des expériences ont été faites sur une plus grande échelle. Le Dr Leitensdorfer en rend compte ainsi dans la *Revue médicale militaire allemande* de 1898, livre 7) :

Il a comparé le régime sucré au régime ordinaire, en notant exactement l'*état du pouls, le nombre des respirations et les variations de poids* chez les hommes soumis à ces deux alimentations.

Les soldats au sucre recevaient au début des essais 7, puis 10 à 12 morceaux de sucre de 5 grammes, par jour, soit au total 50 à 60 grammes.

Le Dr Leitensdorfer résume ainsi ses expériences :

50 ou 60 grammes de sucre, donnés comme supplément journalier, sont suffisants pour accroître l'énergie musculaire. *Le nombre des pulsations et celui des respirations est diminué* pendant le travail *chez les hommes soumis à ce régime;* quant à leur poids, il est légèrement augmenté.

Enfin, l'action *énergétique* du sucre se manifeste chez eux par une *endurance plus marquée.*

Voici les conclusions pratiques qu'il tire de ces expériences :

1° Le sucre est consommé avec plaisir par les hommes ;

2° Le sucre *calme la faim et la soif;*

3° Le sucre, en raison de *sa prompte assimilation*, est *un fortifiant rapide qui combat la faim, la fatigue et l'épuisement.*

Leitensdorfer recommande de baser l'emploi de cet aliment dans l'armée sur les principes suivants :

1° Distribution journalière de sucre pour *élever la valeur nutritive de la ration ordinaire*, et, en tout cas, pour diminuer ou tout au moins pour éviter d'augmenter la ration de viande pendant les manœuvres et en campagne ;

2° Comme vivres de réserve pour l'homme, et *approvisionnement* des forts, des hôpitaux, des navires, etc.;

3° Pendant les marches les commandants de compagnie et les médecins trouveront dans le sucre un précieux moyen *pour ranimer momentanément l'énergie défaillante des soldats fatigués.*

Pour la ration journalière, Leitensdorfer recommande de prendre ce supplément sucré dans le café du matin, ou sous forme de miel, compotes de fruits ou mets féculents très sucrés.

En marche et pour les approvisionnements, le sucre en nature (en petits cubes) doit être préféré.

CHAPITRE IV

EXPÉRIENCES PERSONNELLES

Je ne parlerai ici que d'expériences purement pratiques; aussi il ne sera pas question de mesurer avec des
instruments la somme de travail exécuté (comme dans
les expériences de Mosso), ni d'enregistrer la hauteur
des pulsations cardiaques, etc. D'ailleurs, la lecture des
publications précédentes m'a laissé la conviction que ce
travail serait superflu, car les essais de laboratoire (si
je puis me permettre cette expression), sont en nombre
bien suffisant. En outre, une expérimentation purement
scientifique ne conviendrait guère à un profane comme
moi : *je me limiterai donc à la pratique personnelle que
j'ai des sports.*

Tout d'abord, voici quel est mon programme et quelles sont les questions que je désirerai résoudre :

a) L'énergie musculaire est-elle notablement accrue
par l'ingestion du sucre?

b) *Après une grande fatigue,* le sucre peut-il rétablir
promptement l'énergie musculaire physiologique?

c) Le sucre peut-il remplacer l'*entraînement* dans les
cas de sports très fatigants?

d) *Sous quelle forme* le sucre peut-il être consommé le
plus agréablement possible?

e) La consommation d'une grande quantité de cet aliment a-t-elle des *inconvénients?*

Pour entreprendre ces expériences, l'alpinisme me paraît être le sport idéal, car il exige du muscle cardiaque
et des muscles des jambes les mêmes efforts.

J'ai également cherché à connaître l'influence du sucre dans la vélocipédie.

Parmi mes nombreuses expériences, voici celles que je citerai :

1° Le 31 mars 1898, avec mon ami, le lieutenant baron de Godin (qui, quelques mois plus tard, tombait de la pointe d'Ackerl au Wilden-Kaiser), je faisais l'ascension du Hirzer (2.785 mètres), dans le massif de Sarntaler, au nord de Méran.

Partant de la cabane du Hirzer, à 6 heures du matin, nous atteignons le sommet à 11 h. 30. Après un repos de quarante minutes, nous redescendons et nous arrivons à Méran, à 9 h. 30 du soir.

A la descente, nous nous sommes arrêtés un instant à la cabane pour faire du thé. En somme, durant toute cette journée, nous n'avions pris aucun repos, sauf quelques minutes au sommet du pic.

De plus, la neige que nous avions seulement quittée le soir à 6 h. 30 était assez résistante le matin, mais, au milieu du jour, elle devint très molle, de sorte que, pendant plusieurs heures, nous enfoncions jusqu'à la cheville, ce qui rendit l'excursion particulièrement pénible. Godin, qui était le plus solide, ne prit durant tout le jour (c'était le vendredi saint), que 250 grammes de chocolat et 200 grammes de sucre. Pour ma part, je pris la même ration, à laquelle j'ajoutai 100 grammes de lard. Cette nourriture fut largement suffisante, et nous permit d'atteindre Méran sans la moindre fatigue. Le lendemain nous montions au Ritterhorn.

2° Le 23 octobre, je tentai l'ascension d'Ackerl (2.335 mètres). Comme le Grieseneralm était impraticable et que l'ascension par le Griesenerkar, habituellement plus courte, était rendue impossible par la chute récente de neiges abondantes, je dus monter de Gasteig et descendre sur Saint-Jean, par le Maukspitze. Départ de

Gasteig à 3 h. 30 du matin, arrivée à Saint-Jean à 6 h. 30 du soir; repos, une heure et demie; je m'étais élevé de 1.900 mètres environ.

La veille de l'ascension, j'avais mangé, à midi, un peu de viande, le soir 250 grammes de sucre, autant le matin avant de partir et, pendant l'ascension, 500 grammes de sucre avec un peu de pain. *Durant ces trente heures, j'avais donc consommé 1.000 grammes de sucre et 300 grammes de pain* et, malgré ce régime frugal, je me sentis plus apte à manifester mon énergie musculaire que dans le cas d'alimentation variée ou mixte à la viande; le soir, je pris seulement du miel. Le troisième jour, à midi, je mangeai à nouveau de la viande, *de sorte que pendant ces quarante-huit heures je m'étais abstenu de toute alimentation carnée.* Je fus surpris, contre toute attente, de *ne pas avoir souffert de la faim.*

3° Le 6 septembre 1899, après un orage dans la matinée, par une chaleur brûlante et avec un sac assez lourd, j'allais du refuge de Nebelhorn (dans l'Algau), à la cabane de Léopold, où j'arrivais exténué à 1 heure de l'après-midi. Mon ami se déclara incapable, pendant la chaleur, de monter jusqu'au Hochvogel. Je pris 200 grammes *de sucre* et repartis après un repos d'une demi-heure. *Toute sensation de fatigue avait dès lors disparu,* si bien que je me sentais plus frais et plus dispos pour grimper que le matin. Bien que cette ascension me fût inconnue et que j'eusse fait une courte halte, il me fallut seulement deux heures pour arriver au sommet, alors qu'on met généralement trois heures, comme cela est indiqué dans le *Haut Tourisme* de Burtscheller. L'action du sucre avait été réellement efficace, car je revins à la cabane sans trace de fatigue.

4° Dans une autre course en montagne, je fus surpris à Holzgau (dans la haute vallée du Lech), par la célèbre tempête qui causa de grandes inondations et, entre autres désastres, la chute du pont Léopold à Munich. Ayant perdu tout espoir de pouvoir continuer mon excursion, je résolus de gagner la plus proche station du chemin de fer, Obermädelejoch, dans la direction d'Oberstdorf. Après avoir passé trois jours à Holzgau, où je me nourris exclusivement de viande, je partis le 10 septembre, à 9 heures du matin. Mais, bientôt après, j'enfonçai jusqu'aux genoux dans la neige nouvellement tombée et, comme elle devenait de plus en plus profonde, nous fûmes obligés, mon guide et moi, de prendre la tête alternativement toutes les dix minutes. Pour comble de malheur, une violente tempête de neige nous enveloppa, ce qui rendit notre marche encore plus pénible. Arrivé à la cabane de Kemptner, au delà du Joch, mon guide estima que cette traversée vers Obertsdorf devenait particulièrement dangereuse, à cause des avalanches qui nous menaçaient. Faisant alors demi-tour, je rentrai exténué à 3 heures de l'après-midi à Holzgau.

Mais, comme la voiture de la poste ne partait que le lendemain matin pour Reutte, et qu'elle mettait neuf heures pour parcourir 47 kilomètres, je résolus, malgré mes six heures de marche du matin, de gagner Reutte en bicyclette, sur une machine que je louai à Holzgau. Cette bicyclette était un véritable instrument de supplice, car tous les rouages en étaient rouillés. De plus, la route, fraîchement empierrée sur 8 kilomètres de long, n'avait pas encore vu le rouleau (route nouvellement ouverte), et il pleuvait à torrent.

Vers 7 heures du soir, je me sentis incapable de faire un kilomètre de plus. Je pris alors 200 grammes de sucre et un repos de vingt minutes. Puis je me remis en route et, à mon arrivée à Reutte, à 10 heures du soir, je n'éprouvais plus aucune fatigue.

5° Durant l'été de 1900, j'organisai deux ascensions,

les seules qu'il me fût permis d'entreprendre dans la
saison.

Le 28 juillet, j'escaladai le Watzmann, depuis le village de Königssee, par la cabane de Munich, et fis la
descente, par le sommet sud et le pic du milieu, dans la
vallée de Wimbach ; l'après-midi, je rentrai à Königssee.

Le 10 août, je fis l'ascension du Zugspitze, par le val
d'Enfer et descendis à Eibsee.

La *première ascension* fut entreprise *après une longue
période de repos et avec une alimentation variée;* dans
la deuxième, je me proposai *d'expérimenter l'effet énergétique du sucre pendant une forte fatigue* et, en particulier, *son influence salutaire sur l'énergie cardiaque.*

Dans les deux excursions, la différence d'altitude du
point de départ au sommet est la même ; la montée du
Watzmann est beaucoup moins pénible que celle du
Zugspitze, quoique la cabane de Munich soit à 1.000
mètres d'altitude, tandis que celle du val d'Enfer est à
1.381 mètres. Toutefois, la deuxième ascension est plus
difficile à repérer. En revanche, la descente dans la vallée de Wimbach est plus longue et moins commode que
la descente sur Eibsee. Ces deux excursions exigent donc
sensiblement le même effort, et se prêtent bien à la comparaison. Dans l'ascension du Watzmann, de la cabane
de Munich au Hocheck, je mis une heure vingt pour
franchir une différence d'altitude de 750 mètres par un
chemin très facile ; en une heure je m'étais élevé de 450
mètres, c'est-à-dire assez rapidement, car j'étais menacé
d'être enveloppé par le brouillard.

Pour entreprendre l'ascension du Zugspitze dans un
certain état de fatigue, il me fallut faire quelques préparatifs.

Je me couchai très tard, me levai de bon matin, montai à cheval quelques heures, fis 500 flexions sur les genoux pendant le trajet en voiture de Munich à Par-

tenkirchen (environ quatre heures). En outre, je me tins
sur la plate-forme, tantôt sur une jambe, tantôt sur
l'autre, jusqu'à complète fatigue (aucun spectateur ne
vint heureusement troubler mon programme). A Par-
tenkirchen, je bus deux verres de bière (alors que je ne
bois pas de bière habituellement, ni le jour ni la nuit),
et parcourus la plus grande partie du chemin, qui conduit à la cabane du val d'Enfer (d'après Burtscheller,
trajet de quatre heures), au pas gymnastique. A 8 h. 30
du soir, j'arrivai enfin à la cabane bien préparé, mais
littéralement éreinté. Je pensais au lendemain avec ter-
reur.

Le soir, je pris seulement une boîte de Gulasch et,
après une nuit d'insommie, je me levai à 2 heures du
matin complètement courbaturé. Je pris aussitôt 100
grammes de sucre, et, à 2 h. 30, la même dose. A 3 heures je partais; toute sensation de fatigue avait alors disparu; seuls les muscles des jambes étaient encore un peu
endoloris.

De la cabane du val d'Enfer, qui est à 1.381 mètres
d'altitude, jusqu'à l'entrée du Brett, qui est à 1.620
mètres (d'après la carte bavaroise), je mis cinquante
minutes, n'éprouvant aucune sensation de fatigue.

Durant l'ascension, je fis une halte de dix minutes et
pris encore 60 grammes de sucre.

Du Brett, je gravis le sommet oriental en deux heures
vingt. Au total, j'avais donc mis 3 heures dix, dont
vingt minutes de repos, tandis qu'il faut, d'après Burtscheller, six heures de marche.

Et, comme du Brett au sommet oriental (1.620 à
2.962 mètres) il y a une différence de niveau de 1.342
mètres, *je me suis donc élevé, en une heure, de 530 mètres.* Or, d'après Bedecker, un marcheur moyen, dans
une ascension facile, doit s'élever en montagne de 320
mètres environ par heure, et beaucoup moins dans une

ascension difficile. Donc notre ascension peut être considérée comme pénible, car certains passages exigent de la prudence et des précautions. Ainsi, pour passer du Brett au Hühnerleiter, je fus obligé de me servir de crochets en fer, ce qui ralentit un peu la montée.

A l'arrivée au sommet, la respiration, le pouls et les battements cardiaques n'étaient pas plus élevés que dans les autres ascensions moins rapides. Je n'éprouvais aucune trace de fatigue ni de courbature.

Mais, comme les brouillards menaçaient de m'envelopper, je visitais rapidement l'observatoire météorologique, et pris encore une fois 100 grammes de sucre avant de commencer la descente.

Depuis la cabane de Wienerneustadt, je franchis au pas de course toutes les pentes rapides et parcourus au pas cadencé une partie du chemin, qui me conduisit à Eibsee. Malgré tout, aucune fatigue ne se fit sentir, sauf, pourtant, selon mon attente, quelques crampes musculaires dans les cuisses, crampes que connaissent bien les ascensionistes.

6° En été 1901, voici quelle fut ma première excursion :

Partant de Galtur, dans la vallée du Paznauss, je fis pendant six jours consécutifs l'ascension du pic Buin (3.912 m.), du Gamshorn (3.080 m.), du Fluchthorn (3.408 m.), dans le massif du Silvretta, du pic Corvatsch (3.458 m.), du pic Bernina (4.052 m.), et du Monte-Pers (3.211 m.), par le défilé de Diavolezza. Pendant toute cette course, commencée à Galtur et terminée le septième jour à Saint-Moritz, je n'ai parcouru en diligence que la distance d'Ardetz à Samaden (dans l'Engadine).

Durant tout le voyage, à l'exception d'un repas à table d'hôte pris à Pontrésina, j'ai consommé journellement 50 grammes de viande ; le reste de l'alimentation ne se composait que d'*hydrates de carbone*. Le matin, avant le départ, je prenais un peu de cacao et 150 grammes de sucre, durant l'ascension 250 grammes de sucre ou rien et, le soir, au principal repas, après la course de la journée, un mets farineux, quelquefois de la soupe aux pois, ou 250 grammes de pain avec du beurre et 250 grammes de sucre.

Pendant l'ascension du pic Bernina, je m'abstins de toute nourriture, à l'exception de 250 grammes de pain avec du beurre et 1.750 grammes de sucre. La veille, d'ailleurs, j'en avais consommé 750 grammes à déjeuner et 500 grammes à dîner.

Avec cette alimentation, je puis affirmer que je ne me suis *jamais* senti *aussi dispos* que durant ce voyage, dont le programme ne fût interrompu que par le mauvais temps.

Toutes mes expériences ont été favorables au delà de toute attente à la cause du sucre. Elles me permettent d'en tirer les conclusions suivantes :

Les avantages de l'alimentation sucrée sont surtout tangibles, quand on compare la durée de mes ascensions avec la durée des itinéraires fournis par l'*Ascensioniste* de Burtscheller et Hess (1).

En outre, je ferai remarquer qu'il ne s'agit, dans mes expériences, que de simples *comparaisons*. Je n'ai pas voulu établir un record et je ne prétends pas qu'un touriste plus exercé et plus jeune (je suis dans ma 40ᵉ année) ne puisse pas s'élever plus haut en moins de temps que moi. *J'ai simplement voulu démontrer que*

---

(1) *L'Ascensioniste*, de Burtscheller et Hess, est un manuel fait uniquement pour les ascensionistes. Empiriquement établis, les temps qui y sont indiqués pour le parcours des différents itinéraires, concernent des marcheurs moyens : un marcheur ordinaire y emploierait plus de temps.

Bœdeker donne 320 mètres comme moyenne d'élévation en une heure dans un chemin facile.

l'énergie musculaire du même individu pouvait notable-
ment s'élever par l'emploi du sucre.

Dans toutes mes ascensions, je gravissais normalement les pentes sans arriver à l'anhélation et même assez lentement pour admirer les beautés de la nature. Je
fis une exception pour l'ascension du Watzmann (durant laquelle je ne pris aucune nourriture sucrée). Je
voulais savoir si le jeu du cœur, du pouls et des fonctions était aussi calme dans une excursion facile et lente
que dans une ascension difficile et rapide.

Voici les résultats tirés de la comparaison des chiffres
que j'ai notés :

EXPÉRIENCE 5. — Ascension courte et facile du Watzmann, un peu hâtée à la fin, à cause du brouillard.

Différence d'altitude de la cabane au sommet nord :
750 mètres. Temps de la montée : une heure quarante.
En une heure, 450 mètres d'élévation.

Très dispos au début de la montée, pas de nourriture
sucrée.

Longue ascension, moyennement difficile, du Zugspitze. Montée commode.

Différence d'altitude : 1.580 mètres. Durée de l'ascension : trois heures dix. En un heure, 498 mètres d'élévation. Durée de l'ascension, d'après l'*Ascensioniste* :
cinq heures et demie. Différence d'altitude du point
1.620 au sommet : 1.342 mètres. Temps de l'ascension :
deux heures vingt. En une heure, 530 mètres. Nourriture sucrée.

EXPÉRIENCE 6. — Temps employé pour l'ascension du
pic Buin : deux heures cinq; d'après l'*Ascensioniste*,
trois à quatre heures; — du Fluchthorn : trois heures
quinze; d'après l'*Ascensioniste*, quatre heures et demie;
— du pic Bernina : cinq heures vingt, d'après les ma-
nuels de voyage, six à sept heures.

Si je compare les différences d'altitude et le temps employé pour aller :

De la cabane de Wiesbaden au pic Buin ;

De la cabane de Jamtal au Gamshorn;

De la cabane de Jamtal au Fluchthorn ;

De la fourche Surlej au pic Corvatsch ;

De la cabane de Boval au pic Bernina,

Je trouve qu'en une heure je me suis élevé en moyenne de 450 mètres.

Toutes ces montagnes ont des glaciers, à l'exception du Gamshorn. — En outre, le pic Bernina peut être compté parmi les ascensions difficiles.

Au Fluchthorn, je fus même obligé de tailler 150 pas dans la glace.

Aussi, en comparant les ascensions faites avec ou sans sucre, je puis conclure que, *dans les premières, l'énergie musculaire est augmentée de 20 à 30 p. 100*, ce qui est rendu évident par les différences d'élévation en une heure.

Je puis également affirmer que, dans toutes mes ascensions, où j'ai consommé du sucre, *je me suis senti toujours très dispos.*

En outre, j'ai pu apprécier la justesse de la théorie du professeur Zuntz, qui affirme qu'un travailleur est plus apte à se livrer à un vigoureux effort après avoir fait un repas composé d'hydrates de carbone, ou mieux, de sucre, qu'après un repas mixte à la viande, qui occasionne, comme on le sait, un effort digestif plus grand.

Cette théorie, je l'ai maintes fois expérimentée en ascensionnant l'après-midi, après avoir déjà fait une excursion le matin.

Enfin, avec l'emploi du sucre, j'ai constaté que je n'éprouvais, en montant, aucune fatigue, aucun essoufflement, même durant les premiers jours de chaque nouvelle tournée.

Ce résultat est dû à l'action énergétique du sucre, qui a une action élective sur le muscle cardiaque comme sur les autres muscles de l'organisme.

Avec ce régime, l'énergie musculaire était la même au début qu'à la fin de mes ascensions, et le cœur, le pouls, la respiration présentaient le même calme.

A l'occasion d'une grande fatigue, les expériences 3, 4, 5 montrent que cet aliment est apte à relever les forces défaillantes.

Dans l'excursion n° 4, j'étais tellement épuisé que je n'aurais pas pu aller plus loin sans l'heureuse influence de cet énergétique.

×

En ce qui concerne le *mode* d'ingestion du sucre, j'ai trouvé que la façon la plus agréable de le prendre était de le consommer dissous dans l'eau.

J'avais d'abord essayé d'en faire fondre quelques morceaux dans la bouche, mais ces essais furent vite abandonnés, car ils provoquaient le dégoût du sucre et faisaient naître une vive sensation de soif.

Je le fis dissoudre dans du thé léger ou dans l'eau avec un peu de vin rouge ou d'acide citrique et je le bus chaud ou froid.

Cette solution ne m'a jamais répugné au point de vue du goût ; je la préférerais même à toute autre boisson.

Sans nul doute, ce breuvage ne serait guère apprécié dans une salle de jeux, mais ne savons-nous pas que, dans les sports violents, l'organisme accepte une nourriture qu'il rejetterait dans la vie courante ?

Un litre de thé ou d'eau dissout aisément 150 grammes de sucre. Le sucre finement pulvérisé peut même rester en suspension dans l'eau ; il suffit alors d'un

litre pour 250 grammes. Quarante morceaux de sucre
fin ou cinquante morceaux de sucre ordinaire représen-
tent environ 250 grammes. Pour les ascensions, il est
préférable d'emporter du sucre en poudre, qui se dissout mieux.

Jamais, bien qu'habitué à me nourrir de viande, je
n'ai éprouvé la moindre sensation désagréable résultant
de ce régime fortement sucré.

Une seule fois, durant l'ascension du pic Bernina, j'ai
éprouvé, après avoir pris le soir 750 grammes de sucre,
quelques crampes d'estomac, qui disparurent immédiatement après avoir allumé un excellent cigare.

Pendant cette longue excursion de six jours (6ᵉ excursion) dans la Haute-Engadine, j'ai consommé 5 kilogrammes de sucre — un colis postal — et mon estomac
s'en est bien trouvé. Il serait, d'ailleurs, fort difficile
de regarder cette alimentation comme la nourriture d'un
débauché. La diminution de poids fut de 1 kil. et demi,
de 61 kilos à 59 kil. et demi (sans habits). La circonfé-
rence du mollet augmenta de 1 centimètre; celle de la
cuisse, de 1 cent. et demi. Je ne puis apprécier quel
rapport ont ces chiffres avec le fait d'avoir absorbé une
alimentation sucrée.

En outre, quoique la plus grande partie des *expériences* citées concernent l'ascensionisme, *je crois qu'il
n'est pas téméraire d'en tirer des conclusions générales
pour tous les sports de plein air.* Le footing, l'alpinisme,
la vélocipédie, le canotage, le ski, le lawn-tennis, les chasses dans la haute montagne sont tous des exercices qui
font un violent appel au travail des muscles et du
cœur.

Aussi les phénomènes de fatigue, qui accompagnent
la pratique de tous ces sports, sont-ils semblables à ceux
de l'alpinisme? Dans ces divers exercices, le cœur et les
membres ne sont-ils pas soumis au même travail?

En outre, quoi d'étonnant qu'une nourriture appropriée, dynamogénique, réponde au but cherché, c'est-à-dire qu'elle prévienne la fatigue du début, qu'elle augmente l'énergie musculaire, et qu'elle évite ainsi l'épuisement? Au fait, pourquoi les expériences faites dans un sport n'intéresseraient-elles pas tous les autres sports?

Les expériences que nous avons rapportées aux chapitres III et IV me permettront donc de résoudre ainsi les questions que nous nous étions posées :

a) *L'énergie musculaire est très notablement augmentée par une abondante alimentation sucrée.* Avec cette nourriture, l'endurance est exaltée et l'organisme n'éprouve plus aucune sensation de fatigue dans les ascensions pénibles. *Elle a une influence extraordinairement favorable sur l'activité du cœur.*

b) Grâce à sa prompte assimilation, le sucre est un *énergétique musculaire très rapide,* qui agit contre l'épuisement et favorise de nouveaux efforts.

c) Une riche alimentation sucrée peut dispenser de *l'entraînement;* elle permet d'accomplir de dures ascensions sans préparation et sans fatigue.

d) Le sucre est pris très avantageusement en *dissolution,* tant pour l'ingestion que pour le goût.

e) Aucune *sensation désagréable* n'a été provoquée par cette riche alimentation sucrée, *maintenue pendant plusieurs jours consécutifs.*

CHAPITRE V

PROPOSITIONS POUR L'EMPLOI DU SUCRE

Les expériences sur l'alimentation sucrée, exposées dans les deux précédents chapitres, permettent de poser les conclusions suivantes :

L'emploi du sucre doit être recommandé :

1° *Comme supplément à la nourriture habituelle* pour élever sa valeur nutritive au moment des grands efforts physiques, comme dans le tourisme et le sport. Pour ce faire, il suffit de prendre, par fractions égales, 150 à 200 grammes de sucre dans les trois repas, du matin, de midi et du soir. Si, toutefois, au cours d'une ascension, on saute un repas, il faudra prendre la moitié de cette ration à chacun des deux autres repas.

Le soir, pour éviter de boire de fortes quantités de bière ou de vin, on pourra sucrer son vin; d'ailleurs, ne sait-on pas qu'une petite quantité de vin donne à une boisson sucrée un goût agréable?

Enfin, tout le monde sait que l'alcool, dans le cas de grands efforts physiques, diminue la puissance musculaire et l'ardeur physique ; mais nous nous garderons bien d'ouvrir une discussion à ce sujet.

2° *Comme énergétique musculaire* pendant les ascensions.

Avant d'accomplir un vigoureux effort (ascension rapide dans la neige récente, dans les éboulis, pousser une bicyclette devant soi dans des sentiers montueux et escarpés, etc.), il est nécessaire de prendre 50 à 100 grammes de sucre, que l'on renouvellera chaque fois que la fatigue se fera sentir. Ces doses successives s'ajouteront et seront portées jusqu'à la dose totale maximum de 500 grammes, quantité qui peut bien être supportée pendant plusieurs jours de suite.

D'ailleurs, le mauvais temps entraîne souvent des jours de repos forcé, pendant lesquels l'alimentation sucrée doit être suspendue.

Personnellement (chap. IV), pendant six jours consécutifs passés dans la Haute-Engadine, j'ai consommé 5.000 grammes de sucre, c'est-à-dire 833 grammes en moyenne par jour, sans en être incommodé.

3° Durant un *sévère entraînement* pour les courses à l'aviron, les courses vélocipédiques et les autres sports violents, il est utile de prendre comme supplément à sa nourriture habituelle au moins 500 grammes de sucre par jour.

4° *Dans les raids hippiques,* l'alimentation du *cheval* et du *cavalier* présente quelques difficultés particulières.

Au cours de ces épreuves, le cavalier comme le cheval sont soumis tous deux à un travail très pénible. En outre, ils ne peuvent prendre que le repos strictement nécessaire, et, par conséquent, insuffisant pour réaliser une digestion complète. Toutes les forces de l'organisme sont mises en jeu, surtout s'il s'agit d'établir un record ou de battre un concurrent, comme dans le raid Vienne-Berlin. Enfin, pour soulager sa monture, le cavalier doit pouvoir exécuter d'assez longs parcours à pied. Il faut donc qu'en dehors de toutes ces performances, il soit encore de taille à résister aux fatigues d'une marche rapide.

Dans ces épreuves, le sucre offre de très grands avantages et comme énergétique musculaire et comme aliment rapidement assimilable.

De plus, comme ces raids sont de courte durée (au plus quelques jours), on court peu de risques de s'abîmer l'estomac, et on peut, sans aucune hésitation, consommer 1.500 grammes de sucre en un jour. (Ici, je rappellerai que, durant l'ascension du pic Bernina, j'ai pris, en vingt-quatre heures, 1.750 grammes de sucre sans en être incommodé.)

On peut également donner *au cheval* de grandes quantités de sucre.

Il est en effet évident que les hydrates de carbone jouent chez les mammifères le même rôle énergique que chez l'homme. Pour résoudre cette question, de nombreuses expériences ont été faites, notamment par le professeur Zuntz, de Berlin (voir chap. III, § 7).

Actuellement, je ne puis pas encore fixer la quantité de sucre qu'il faudrait donner dans la ration journalière des animaux. J'ai pourtant fait sur les chevaux de ma batterie des expériences intéressantes avec de la mélasse sucrée. Pendant la dure période des exercices d'été, j'ai donné par cheval et par jour jusqu'à 2 kilos de mélasse. Quelques jours de repos étant survenus, je n'en donnai plus qu'un kilo. Il se manifesta alors quelques cas de troubles digestifs, ce qui me permit de conclure (et le vétérinaire partagea mon avis), qu'un travail pénible, ainsi que la transpiration qui en est la rançon, est nécessaire pour empêcher les fermentations anormales dans l'estomac et l'intestin.

Dans le rapport de la statistique vétérinaire de l'année 1898 pour l'armée bavaroise, ces faits sont largement discutés.

J'ai trouvé là émise cette opinion que le sucre contenu dans la mélasse peut exercer sur les parois intestinales une action irritante à cause de son pouvoir hygroscopique, ce qui provoquerait la diarrhée.

Dans tous les cas, les troubles digestifs sont moins à craindre avec le sucre qu'avec la mélasse et nous estimons que, dans les raids sérieux, il serait très utile de consommer beaucoup de sucre *en dissolution*.

Je ne sais si des expériences ont été faites dans ces cas-là, sur des chevaux (1).

Enfin, rappelons-nous que la grande supériorité du sucre est de ne causer aucun trouble digestif, surtout quand il est pris en grande quantité, pendant un exercice musculaire intense.

5° *Dans les courses de bicyclette* (comme, par exemple, celles de Milan-Munich, Paris-Bordeaux, etc.), nous pouvons faire les mêmes remarques que pour les raids hippiques.

6° Enfin, *pour le service militaire*, je m'associe pleinement aux propositions du médecin-major, le Dr Leitensdorfer (voir chap. III, § 10).

Pendant la période si fatigante des exercices de régiment, de brigade, du service en campagne et des manœuvres, il serait bon de donner à tous les hommes (surtout aux fantassins) un supplément de sucre.

Cette période n'est-elle pas d'ailleurs précédée d'une période d'entraînement d'un mois, durant laquelle on exécute plusieurs marches progressivement allongées ?

Quant à la composition de la ration réglementaire (12 gr. albumine, 56 gr. graisse, 500 gr. hydrates de carbone), elle répond seulement, suivant Playfair, aux exigences organiques d'une personne soumise à un exercice modéré.

Enfin la nourriture du soldat est plus riche à la ca-

----

(1) Dans le raid Paris-Deauville (206 kilomètres en deux jours, 1903), le vainqueur (lieutenant Bausil) fit prendre à son cheval *Midas*, par vingt-quatre heures, entre chaque départ et chaque arrivée, 3 kilos de sucre, dont 300 grammes deux heures avant le départ et 600 grammes aussitôt après l'arrivée.

Le lieutenant Bausil lui-même consomma durant le trajet 360 grammes environ de sucre en morceaux et mangea en outre trois œufs crus. (Note des traducteurs.)

serne qu'aux manœuvres en graisse et en hydrocarbonés (beurre, pain à discrétion, graisse, farine, etc.).

Aux malingres, je conseillerai un supplément de 60 à 100 grammes de sucre par jour, afin de leur donner l'énergie suffisante pour suivre leurs camarades plus robustes. Les commandants de compagnie devraient même pouvoir leur procurer ce supplément en faisant appel aux secours d'argent que les hommes reçoivent de leurs familles et qu'ils dépensent à la cantine.

En outre, chaque compagnie devrait avoir une réserve de 3 ou 5 kilos de sucre, qui seraient distribués durant les grandes manœuvres, aux hommes qui se trouveraient un jour fatigués.

Une ration de 250 à 300 grammes pourrait même être distribuée le jour où une troupe accomplirait une manœuvre particulièrement fatigante. Or, ces journées-là sont exceptionnelles en temps de paix et les dépenses qui en résulteraient seraient minimes.

A notre avis, ce moyen-là permettrait d'élever le rendement physique de 15 à 20 p. 100.

Ce supplément de 250 à 300 grammes serait également très utile aux *hommes isolés, qui fatiguent d'une façon spéciale*, comme, par exemple, les éclaireurs bicyclistes. Grâce à cet énergétique, ces derniers pourraient fournir des courses plus longues et plus accélérées. Cette supériorité d'allure serait d'ailleurs hautement appréciée par le service des renseignements.

Enfin, les *officiers de réserve* comme les *élèves des écoles*, qui prennent part aux manœuvres, feront bien d'absorber de 250 à 500 grammes de sucre par jour.

Quant à la *forme* sous laquelle cet aliment doit être pris, je conseille *exclusivement la dissolution*.

Et cela pour plusieurs raisons :

1° Le sucre dissous s'absorbe mieux et plus promptement.

2° Le sucre en morceaux fait appel à l'eau intra-organique, nécessaire pour le dissoudre, ce qui peut amener une irritation intestinale et par suite la diarrhée.

3° Le goût du sucre devient insupportable, quand on doit en consommer pendant plusieurs heures.

Enfin, pris en morceaux, le sucre peut occasionner des maux de dents, qui ne se produisent pas quand il est consommé en solution.

CHAPITRE VI

OBJECTIONS FAITES CONTRE L'EMPLOI DU SUCRE

Avant de terminer, je veux encore répondre à quelques objections, qui ont été faites contre l'alimentation sucrée.

J'ai entendu dire que, chez certaines personnes, de grandes quantités de sucre avaient causé des diarrhées légères. Ce fait ne me paraît guère possible, surtout si cet aliment a été pris en solution. Dans ce cas-là, elles peuvent obvier à cet inconvénient, en remplaçant une partie du sucre par du chocolat.

Mais le principal préjugé qui se dresse contre l'emploi du sucre consiste à dire qu'il a une action néfaste sur les dents. A ce sujet, le physiologiste Moleschott (*Physiologie de l'alimentation*, Darmstadt, 1850) écrit ces lignes : « L'alimentation sucrée (qu'il ne faut pas confondre avec l'absorption de mélanges indigestes de graisse, d'amandes, de farine, etc., si souvent combinés dans les différents produits de la confiserie moderne), l'alimentation sucrée, dis-je, ne provoque dans l'organisme aucun de ces méfaits qui lui sont si souvent imputés. Ces préjugés sont à reléguer dans le domaine des légendes et la thèse qui soutient que le sucre attaque les dents est depuis longtemps ruinée. »

Il est cependant vrai de dire qu'en croquant un morceau de sucre, une parcelle peut atteindre un nerf mis à nu dans l'intérieur d'une dent cariée, ce qui provoque de la douleur. Mais n'en serait-il pas de même au contact de n'importe quelle autre substance ?

On a aussi admis que le sucre se changeait en acide lactique dans les alvéoles dentaires et produisait ainsi la carie des dents.

Le chimiste *Dantine* (à Amsee, près Posen) a fait des expériences (1) pour se rendre compte si le sucre, durant son séjour dans la bouche, pouvait se transformer en acide lactique.

Dantine est arrivé à prouver que le plus long séjour des particules sucrées dans la bouche n'excédait guère un quart d'heure et au plus une demi-heure. Ce temps est bien trop restreint pour que ces fermentations puissent se produire ; habituellement, elles ne paraissent qu'après plusieurs heures.

Pendant que je suivais ce régime sucré, plusieurs personnes m'ont aussi demandé si cette abondance de sucre ne pouvait pas déterminer chez moi le diabète. Or, nous savons tous que le diabète consiste en un trouble permanent de l'assimilation, durant lequel le sucre formé dans le sang n'est pas brûlé par l'organisme et est évacué par l'urine. Mais cette émission sucrée par l'urine n'est pas toujours un phénomène pathologique et n'implique souvent aucun trouble organique.

Enfin, voici la dernière objection qui m'a été faite : on prétend que, dans mes diverses expériences, j'ai dû être le jouet de mon imagination ou plutôt, pour parler plus scientifiquement, le jouet d'une auto-suggestion. Or, je puis affirmer ici que tous mes essais ont été faits sans idée préconçue.

D'ailleurs, le médecin-major Schumburg, de Berlin, et les Drs Trantner et Stowasser, de Graz (chap. III, § 3 et 4), n'ont-ils pas exécuté des expériences concluantes, en éliminant tous les facteurs psychiques ?

---

(1) Voir, pour les détails : Docteur Théodore Jaenz. — *Le Sucre*, etc., chez Paul Parey, Berlin.

×

Avec ce petit opuscule, je suis bien loin de croire que j'ai pu mener à bien la mission que je m'étais imposée. Mais j'espère que les personnes qui cultivent les sports nous apporteront les lumières de leur pratique personnelle. Les observations qui seront consignées par des physiologistes ou des médecins, amateurs de sport, seront tout particulièrement appréciées.

En résumé, si cette petite brochure donne une impulsion nouvelle à cet intéressant sujet, je serai trop heureux d'avoir atteint le but que je m'étais proposé dans la préface.

STEINITZER.

NOTES DU DR BONNETTE

MÉDECIN-MAJOR DE 2ᵉ CLASSE

I

LE SUCRE EN PHYSIOLOGIE

Source d'énergétique musculaire.

La valeur nutritive du sucre a été de tout temps diversement appréciée; mais, depuis les récentes expériences de Chauveau, l'action énergétique du glycose nous paraît évidente et le sucre peut à bon droit être appelé *le charbon du muscle.*

Cet aliment a été longtemps regardé comme un condiment agréable, de digestion facile, mais produisant de nombreux méfaits sur les dents et l'estomac des enfants.

De nos jours, la physiologie et l'expérimentation ont renversé cette erreur grossière. Mais il a fallu les beaux travaux des chefs d'école : Voit et Pettenkofer à Munich, Pflüger à Bonn, Rubner, Zuntz à Berlin, U. Mosso et Paoletti à Gênes et surtout Cl. Bernard et Chauveau à Paris, pour déraciner ce préjugé et pour montrer que *le glycose est une substance nutritive incomparable, l'agent par excellence de l'énergétique musculaire.*

Poison, disaient les anciens ; *Ambroisie,* disent les modernes, et Dastre ajoute : « Les hydrates de carbone ont un rôle, non pas accessoire, accidentel ou secondaire dans le fonctionnement vital, mais au contraire un rôle fondamental et nécessaire. C'est une catégorie de substances essentielles à la vie presque au même titre que l'oxygène et qui aurait droit au nom de *pabulum vitæ*, attribué depuis l'antiquité à l'air que l'animal respire. »

Au commencement du siècle dernier, avec Lavoisier et surtout avec Liebig, parut la célèbre dichotomie des aliments *plastiques* et des aliments *respiratoires*.

Vers 1850, notre éminent physiologiste Cl. Bernard, en découvrant la fonction glycogénique du foie, révolutionne la physiologie de la nutrition.

Dans une série d'expériences mémorables et irréfutables (lapins et chiens inanitiés, expériences du foie lavé), Bernard nous montre que le sucre existe normalement dans le sang, indépendamment de la nature de l'alimentation, que tous nos éléments cellulaires baignent et vivent *dans un sirop*, selon sa pittoresque expression, et que « cette glycogénie hépatique est la source première de nos manifestations vitales ».

Mais cet éminent physiologiste n'a pas su voir « quelle est la véritable destinée du sucre ainsi créé dans la glande hépatique ». Il croyait, en effet, que « cette substance disparaissait dans le poumon ».

Au professeur Chauveau était réservé l'honneur de démontrer que les hydrates de carbone sont brûlés ailleurs que dans les poumons, que le sang s'appauvrit en glycose dans les capillaires de la circulation générale, principalement au niveau des muscles en travail (exp. du masseter chez le cheval) et qu'enfin cette substance sucrée est *l'aliment immédiat et exclusif des combustions intra-musculaires et de la force qu'elles engendrent.*

Tous les physiologistes modernes ont confirmé ces faits, qui contiennent « tout le secret de la machine humaine ». Ils ont, de plus, montré que cette action énergétique du glycose était surtout manifeste dans la convalescence, le surmenage, l'effort (ascensions, accouchements, etc.).

Aussi, après les expériences si variées et si concluantes des Chauveau, des Marcuse, des Kulz, des Kellner, des Morat et Dufourt, etc., M. Laulanié a-t-il pu écrire ces mots : *Pas de glycose, pas de travail intérieur dans les muscles, pas de production de chaleur, refroidissement et mort. Le glycose est l'aliment indispensable de la vie des muscles.*

Si donc théoriquement la valeur nutritive du sucre est aujourd'hui indéniable, empiriquement le glycose a été toujours considéré comme un antidéperditeur. Les tisanes, l'eau sucrée, doivent à cette substance une partie de leurs effets stimulants bien connus.

Dans les ascensions pénibles, dans les marches forcées, durant les fatigues de la guerre, le sucre soutient les forces et réveille l'énergie musculaire défaillante.

Les ascensionistes ont surtout éprouvé cette salutaire action ; Janssen, dans son observatoire du mont Blanc, offre à ses visiteurs des infusions chaudes très sucrées, afin, dit-il, *de leur donner des jambes à la descente.* Le comte Russel et Spont ont noté cette influence dans leurs ascensions aux Pyrénées. Max Madlener l'a expérimenté scientifiquement sur lui-même et l'ascension du Faulhorn (Alpes, 2.956 m.), faite par Fick et Vislicenus, est restée célèbre, à cause des nombreuses expériences auxquelles ces deux physiologistes se sont livrés.

Dans l'Extrême-Sud algérien, nous avons pu observer que les dattes et les figues, conservées et pressées en forme de gâteaux, pouvaient suffire, pendant de longs voyages, aux indigènes qui nous escortaient. Contenant 47 p. 100 de glycose, « les dattes, dit Morin, pourraient devenir une ressource précieuse pour nos troupes dans les expéditions lointaines ».

En outre, les Arabes, comme tous les Orientaux, boivent le café et le thé très sucrés : aussi cette réserve de glycose ainsi absorbé serait, selon nous, le secret de leur proverbiale sobriété.

A ce propos, M. Grandeau écrit : « Sous le climat brûlant des régions tropicales, le noir trouve dans le suc de la canne l'élément indispensable de l'énergie qu'il déploie dans les pénibles conditions de travail auxquelles il est astreint. Le Lapon puise dans l'huile qui forme la base de son alimentation la source de la chaleur nécessaire pour supporter les froids excessifs et entretenir la chaleur musculaire réclamée par les rudes exercices de pêche ou de chasse, qui sont ses seules ressources.

» Sans s'en douter, le nègre et le Lapon ont démontré à leur insu, longtemps avant les découvertes des physiologistes, le rôle capital de la matière hydro-carbonée, sucre ou amidon, et des substances grasses dans la production de la chaleur et de l'énergie musculaire. »

Partisan convaincu de la valeur nutritive du sucre, M. L. Grandeau, dans son livre récent : *Valeur et rôle alimentaire du sucre chez l'homme et les animaux* (1903), nous décrit les expériences qui ont été faites dans l'armée allemande par Schumburg et Leitensdorfer, et dans l'ascensionisme par le capitaine bavarois M. Steinitzer, qui conclut *qu'il ne s'est jamais senti plus dispos et plus apte à monter que durant une semaine passée dans la Haute-Engadine et durant laquelle il consomma 5 kilos de sucre.*

Mais les observations de ce genre, ajoute M. Dastre, « malgré leur intérêt, laissent toujours prise à la critique. On peut redouter les effets de l'illusion, le voile que met sur les yeux de l'observateur l'esprit de système, la suggestion enfin ! » (*Le sucre en physiologie, — Revue des Deux-Mondes*, août 1903.)

Toutefois, ces objections ne peuvent plus s'appliquer aux expériences exécutées sur les animaux. Or, les recherches poursuivies par Grandeau et Alekan sur les chevaux de la Compagnie des Petites Voitures, par Muntz à la Compagnie des Omnibus, par Wolf en Allemagne, concordent toutes et sont aussi nettes que concluantes. Elles montrent *la supériorité des aliments féculents et sucrés sur les matières azotées, dans la ration de travail des animaux de trait.*

×

Voici le résultat de leurs nombreuses expériences :

Les animaux ont fourni le plus de travail avec des rations riches en sucre et pauvres en matière azotée.

Les animaux à ration sucrée restèrent en meilleure forme que ceux à ration ordinaire.

Aussi M. Grandeau conseille-t-il l'introduction de la mélasse dans la préparation des fourrages, ce qui permettrait, ajoute-t-il, « d'améliorer notablement le régime alimentaire des chevaux de l'armée et de réaliser en même temps des économies considérables sur le budget de la guerre ».

En résumé, si l'animal est un moteur animé, qui consomme de la matière sucrée, comme le moteur inanimé consomme du charbon, pourquoi hésiterions-nous à le conseiller aux travailleurs, aux alpinistes, aux cyclistes, aux soldats, « ces malheureux portefaix qui traînent sous la pluie et le soleil, dans la boue et la poussière, leur lourde charge de guerre ? ». (Forgue.)

Par ses propriétés dynamiques, par son assimilation rapide, le sucre n'est donc pas un aliment de luxe, mais un aliment de choix, de première nécessité. Il convient surtout aux heures dangereuses de défaillance organique pour relever la tonicité musculaire, le potentiel nerveux.

Dr Bonnette.

II

LA MARCHE EN MONTAGNE

———

Action énergétique du sucre. — Conseils aux ascensionistes.

La marche en montagne est un exercice violent, qui met en jeu l'énergie, la souplesse et la force musculaire de l'homme.

A la montée, le corps fortement penché en avant, l'ascensioniste soulève, fléchit, lance et pose le membre inférieur gauche, puis, dans un vigoureux effort, il tend le membre inférieur droit qui soulève le poids du corps tout entier, avant de se détacher du sol et d'être à son tour lancé en avant.

Ces élévations successives demandent une dépense musculaire énorme, ce qui active toutes les fonctions organiques, surtout celles de la respiration et de la circulation.

Aussi, il faut attaquer la montagne très lentement pour ne pas éprouver cet essoufflement si pénible du début et pour laisser les grandes fonctions s'harmoniser avec l'effort demandé.

Cette marche doit être une progression bien rythmée et longtemps soutenue.

Des montagnards ou des facteurs ruraux, imitez le pas assoupli, lent et long.

Marchez le corps penché en avant, les pieds faiblement soulevés, bien posés à plat, sans bruit, les jarrets non tendus, ce qui empêche le choc des pieds de retentir dans tout l'organisme.

Ne causez pas, ne fumez pas, ne chantez pas : tous ces actes gaspillent la provision d'air contenue dans les poumons et produisent bien vite l'essoufflement.

Respirez par le nez, car l'air froid des montagnes a besoin de s'échauffer dans les méandres nasaux et de se mettre à la température du corps pour ne pas impressionner fâcheusement la gorge et les poumons.

Si la fatigue de l'ascension est forte, l'impression en est rarement désagréable; en effet, les mille accidents du terrain égayent l'esprit et mettent sans cesse en mouvement des groupes musculaires nouveaux, qui dispersent l'effort et l'atténuent.

En plaine, au contraire, ce sont toujours les mêmes muscles qui travaillent, les pieds éprouvent les mêmes heurts, les mêmes secousses, la route est uniforme. Aussi, la monotonie de cette marche horizontale devient insupportable à la longue, et cette lassitude spéciale fait souvent dire aux guides montagnards : « La marche en plaine, c'est ce qui nous tue. »

×

La montagne est une *bonne fille* pour ceux qui l'aiment d'un amour réel, pour ceux qui sont capables d'un vigoureux effort, mais elle est pleine de dédains pour les convalescents, les affaiblis, les tarés.

Puissante et dangereuse, elle n'accorde ses faveurs qu'aux adultes qui ont du jarret, de la souplesse et un sang-froid imperturbable.

Elle veut « des cœurs d'airain sous des muscles d'acier ».

Sou domaine est fermé aux enfants qui font trop de bruit, aux vieillards qui s'essoufflent, aux obèses qui se congestionnent, aux cœurs qui s'affolent, aux poumons qui sont mal ventilés, aux femmes qui sont trop coquettes ou trop mignardes.

Rude, elle aime la rudesse des montagnards, des hommes primitifs. Elle a l'horreur de l'opulence, de l'obésité, de la vieillesse et déteste surtout les catarrheux, les emphyzémateux et les cardiaques.

Simple, elle aime les hommes sans coquetterie, au chapeau mou, au veston large, à la chemise de flanelle ou au maillot de laine, en culottes courtes et larges, avec des jambières de velours ou des molletières de drap comprimant légèrement les mollets, aux brodequins rompus, aux semelles débordantes et munis de gros clous.

A la place d'une canne, un robuste piollet et des lunettes à verres fumés, car la blancheur de ses névés étincelants fatigue la rétine.

Dans le sac, beaucoup de pain de ménage, des conserves bien arrimées (sardines à l'huile, foie gras, chocolat, viandes froides : rosbif principalement). Rappelez-vous que les corps gras sont indispensables aux ascensionistes, comme aux travailleurs, car la graisse est un des combustibles les plus riches en calorique que l'organisme puisse recevoir. Or, la chaleur animale n'est-elle pas la source principale de notre énergie musculaire ?

Sobre, la montagne n'aime pas les festivals : le champagne est un luxe payé bien cher, le vin blanc est trop diurétique, mais *beaucoup de vin rouge*, infiniment plus tonique. D'ailleurs, le spectacle de ces cimes imposantes, chaotiquement amoncelées, produira à ces hauteurs une griserie suffisante.

Une *gourde de cognac*, excellent stimulant aux heures dangereuses, du *bouillon concentré*, qui, à cette altitude, sera, avec de l'eau chaude, un mets particulièrement agréable, un *flacon d'alcool de menthe*, pour « couper l'eau » et pour ranimer les forces défaillantes, une *boîte de thé,* cette boisson idéale en montagne, « qui stimule toujours et n'abrutit jamais ».

Surtout emportez une bonne provision de *sucre;* cet antidéperditeur, qui a été surnommé par nos savants physiologistes Chauveau et Laulanié, *le charbon du muscle, l'énergétique musculaire par excellence,* sera pour vous le véritable viatique à la fin des rudes étapes, au moment des suprêmes efforts (100 grammes par homme et par jour sont la quantité moyenne à emporter).

Enfin n'oubliez ni le poivre ni le sel, ces deux condiments si précieux pour notre palais, ni le kodack, pour fixer la joie de ces minutes inoubliables, ni le tabac, dont la fumée suivra votre rêve à travers les cimes.

×

Avant de vous mettre en route, essayez vos forces, vos outils, vos chaussures. Ce prélude est indispensable. Et, comme la montagne est exigeante, reposez-vous la veille, dormez bien et ne gaspillez pas vos forces au jeu ou à l'amour.

En un mot, pour la dompter, soyez « d'attaque ».

L'idéal de l'ascensioniste est de pouvoir marcher *longtemps et sans arrêt.* Mais, pour cela, consultez vos forces et n'arrivez jamais au ruissellement de la sueur, à la respiration haletante et anxieuse, aux battements cardiaques tumultueux et désordonnés. En un mot, évitez l'essoufflement. Une courte halte suffira pour maîtriser l'affolement de ces fonctions en désarroi.

Dans ces haltes, ne vous couchez pas; restez debout, accoudez-vous sur votre bâton; soufflez un instant et reprenez bientôt votre marche (trois à cinq minutes), car les muscles échauffés ne doivent pas se refroidir. Sans cela, l'entrain se perd et le « coup de collier » de la reprise est pénible.

Ne pas boire en montant. L'eau « coupe » les jambes, mais si la soif devient trop impérieuse, buvez en petite quantité, jamais à grands traits. Rappelez-vous que *l'eau est froide, insuffisamment aérée, et par conséquent indigeste, dans toute la haute montagne;* aussi faut-il manger d'abord quelques bouchées de pain, puis couper cette eau avec du cognac ou de l'alcool de menthe, afin qu'elle ne trouble pas l'estomac surchauffé et qu'elle ne produise pas d'indigestion.

Manger souvent et peu. N'attaquez jamais la montagne à jeun; ce serait une imprudence qui vous ménagerait de graves mécomptes. Il faut, au départ, se lester solidement, même se forcer à manger, car avec l'effort et l'air frais du matin, la machine humaine aura vite lancé au vent ce lest. Souvenez-vous, avec Chomel, *qu'on digère autant avec ses jambes qu'avec son estomac.*

Et, comme le mécanicien qui va attaquer une rampe, mettez du charbon dans la machine; vous vous en trouverez bien et vous arriverez ainsi au sommet du pic.

Rappelez-vous que, dans les grandes ascensions, il faut fournir à l'organisme une quantité de chaleur énorme, susceptible d'être transformée en force musculaire; aussi doit-on manger souvent, mais peu à la fois.

Surtout évitez *les repas trop copieux,* car l'estomac, fortement distendu par les aliments, comprime le cœur et cette gêne mécanique produit rapidement l'essoufflement et les nausées.

Le soir, après l'étape, vous pourrez vous livrer aux douceurs de la table; d'ailleurs, à ce moment-là, il vous sera facile d'obéir au sage précepte de l'école de Salerne : *Sta post prandium.* Au retour, pas d'absinthe, pas d'apéritifs, mais du thé, un grog ou un bol de vin chaud fortement sucré.

Enfin, en montagne, n'emportez que les choses indispensables, car rien n'est plus pénible que de porter un fardeau en montant : un sac trop lourd, en comprimant la poitrine, entrave la respiration et favorise l'anhélation, le mal de montagne.

Comme le général Bugeaud, qui conseillait à ses hommes de n'emporter que le strict minimum, nous vous dirons : « Alpinistes, ne vous chargez pas d'effets inutiles et sachez que plus d'un ascensioniste a été incapable d'atteindre le sommet pour un kilogramme de trop sur le dos. »

Enfin, disposez vos vivres et vos objets dans un sac de laine non décatie (sac tyrolien) et portez votre charge sur les reins, car plus le fardeau est bas, plus l'équilibre est stable; or, en pays de montagne, la difficulté est de garder son centre de gravité.

En résumé, la résistance, le sang-froid, la prudence et la sobriété doivent être les qualités maîtresses du parfait alpiniste.

Dr BONNETTE.

LE MAL DES MONTAGNES ET SON ANTIDOTE LE SUCRE

Le Mal des montagnes est un syndrome morbide très complexe, qui frappe certains ascensionistes aux hautes altitudes. Rare à 2.000 mètres, sa fréquence augmente à 3, 4 et 5.000 mètres. A ces hauteurs, l'inaccoutumance à la raréfaction de l'air, le froid et surtout la fatigue, sont les causes productrices de ces accidents.

En quoi consiste le Mal des montagnes ? En une accélération du pouls et de la respiration, en des battements cardiaques violents et tumultueux, de l'angoisse respiratoire, un malaise général indéfinissable, du dégoût alimentaire, des nausées, des vomissements, du brisement des membres, puis des bourdonnements d'oreilles, des éblouissements, des vertiges et une somnolence irrésistible. Enfin les idées se brouillent, la tête congestionnée tourne, la soif est vive, la démarche titubante, une sueur froide fait frissonner le corps, les hallucinations panoramiques se montrent, les vomissements et la diarrhée paraissent, souvent des épistaxis et des hémoptysies viennent encore assombrir le tableau. A ce moment, l'organisme aux abois est en imminence d'une syncope parfois mortelle.

Le Mal des montagnes a été décrit par de nombreux Alpinistes, qui l'ont éprouvé à des degrés divers. Parmi les plus célèbres, nous citerons Saussure (ascension du mont Blanc, 3 août 1787), Humboldt (1802), Boussingault (au Chimborazo, 6.000 m.), Jacquemont (1830, Himalaya).

Ces accidents ont aussi été analysés et étudiés expérimentalement par Jourdanet, Lortet, P. Bert et Regnard.

Tous ces physiologistes sont d'accord pour incriminer la raréfaction de l'air et la diminution de la tension de l'oxygène, mais tous font ressortir, surtout Regnard, à l'aide d'expériences très probantes, l'énorme influence de la fatigue.

A ce sujet, M. le professeur Laveran fait justement remarquer que, « dans les ascensions faites en ballon, c'est-à-dire sans fatigue, on n'éprouve pas ces divers troubles, à moins de monter à des hauteurs très considérables : Gay-Lussac, Barral et Bixio ont pu s'élever à plus de 6.000 mètres sans éprouver de gêne respiratoire marquée ».

D'ailleurs, ne sait-on pas qu'au Pérou, dans la Bolivie et sur les hauts plateaux du Thibet, de nombreuses populations vivent très actives à plus de 3.000 mètres? Ainsi, Mexico est à 2.300 mètres, Santa-Fé-de-Bogota à 2.600 mètres, Quito à 3.000 mètres, La Paz à 3.300 mètres, et Leh, capitale du Thibet, à 3.500 mètres. C'est là d'ailleurs un simple phénomène d'adaptation organique héréditaire ou acquise.

En résumé, sans vouloir nier l'influence de la raréfaction de l'air à ces hautes altitudes, *la fatigue nous paraît être un des facteurs les plus puissants du Mal des montagnes.*

Et, puisque le seul moyen vraiment curatif serait d'emporter, comme dans les ascensions aéronautiques, des ballons d'oxygène, dont le transport serait malheureusement trop gênant en montagne, voyons ce qu'il faut faire pour éviter ces malaises.

S'entraîner préalablement à la marche, partir très dispos, marcher comme des montagnards « d'un pas tranquille et long » (Taine), faire des haltes assez fréquentes mais courtes, ne pas attaquer la montagne à jeun, manger peu et souvent, « couper » l'eau si froide et si indigeste dans toute la haute montagne, revêtir des vêtements en laine amples, ne pas causer, ne pas fumer, et surtout n'emporter qu'une charge aussi réduite que possible (10 à 12 kilogrammes maximum) dans un sac tyrolien, qui répartit le poids sur les reins.

Si toutefois quelques symptômes avant-coureurs (vertiges, nausées, etc.) paraissent, il faut s'arrêter, prendre une infusion de thé très chaude et *très sucrée*, se reposer un instant au soleil et, si l'état nauséeux persiste, renoncer à l'ascension.

Aussi, pour pouvoir préparer cette infusion *sur place*, est-il indispensable d'avoir dans un des sacs un réchaud en cuivre, garni à l'intérieur de feutre, imbibé d'alcool pour éviter les explosions. Le réchaud se renfermant dans la casserole tient ainsi peu de place.

En un mot, combattre la fatigue, c'est prévenir les divers accidents du Mal des montagnes.

A la fin des rudes étapes, il est pourtant quelquefois utile de recourir à l'ingestion de substances toniques, stimulantes, dites *accélératrices*, comme la *kola-coca*, l'*arsenic* et surtout le *sucre*.

Nous rappellerons que la kola-coca stimule le système nerveux, augmente la tension artérielle et la force des battements cardiaques, qui sont ainsi régularisés, au lieu de rester tumultueux. Elle aide à supporter la fatigue et diminue l'essoufflement.

On sait aussi que les habitants du Tyrol et de la Styrie sont des arsenicophages et que, grâce à ce tonique musculaire, ils escaladent, avec la plus grande aisance, leurs montagnes abruptes. Il est donc indiqué avant d'affronter les hauts pics, de prendre, pendant la période d'entraînement, six à dix gouttes de liqueur de Fowler par jour.

Mais le véritable viatique des Alpinistes est le *sucre*, dont la haute valeur nutritive a été bien mise en relief par les expériences si concluantes de nos savants physiologistes.

En raison de sa prompte assimilation, cette substance constitue un moyen rapide de combattre l'épuisement, de faire disparaître la sensation de fatigue, de relever le potentiel nerveux et de favoriser de nouveaux efforts.

Dans sa brochure, le capitaine Steinitzer nous montre l'utilité du sucre dans le Mal des montagnes.

En effet, un jour, dans l'Algau, au sommet de Luitpoldhauss, où il arriva à une heure de l'après-midi, il se trouva brusquement très fatigué. Il prit alors 200 grammes de sucre et tous ces phénomènes disparurent rapidement.

La conduite de cet alpiniste distingué est à imiter, dès l'apparition des symptômes précurseurs.

En résumé, par son action énergétique, par sa prompte assimilation, le sucre nous paraît devoir être recommandé comme un bon antidote du Mal des montagnes.

Dr BONNETTE.

LE SUCRE CHEZ LES FÉBRICITANTS

Notre camarade et ami, le Dr Ragot, dans sa thèse inaugurale, a étudié expérimentalement, dans le laboratoire de M. le professeur Hugonnenq, l'action du sucre chez les fébricitants.

Empiriquement, nous savons tous que les fiévreux montrent une réelle appétence pour les tisanes sucrées : aussi M. le professeur Hugonnenq s'est demandé s'il n'y avait pas dans cet instinct des fébricitants un véritable besoin de l'organisme.

Et, sous la haute inspiration du professeur Lyonnais, le Dr Ragot a soumis cette idée théorique à une vérification expérimentale et à un contrôle clinique.

Plaçant dans une cage spéciale une chienne bien portante du poids de 12 kilos, il recueille toute l'urine qui filtre à travers le treillis assez fin du plancher de la cage et il dose, à l'état de santé, l'urée avec l'appareil Dannecy et l'azote total par la méthode de Kjedhal.

Puis, provoquant la fièvre chez cet animal, grâce à un abcès de fixation par la méthode de Fochier (essence de térébenthine stérilisée), il analyse l'urine :

1° Durant la fièvre accompagnée de diète;

2° Durant la fièvre accompagnée de l'alimentation sucrée (100 grammes de sucre dans un litre d'eau).

Voici les résultats qu'il a obtenus :

	ÉTAT NORMAL.	FIÈVRE (diète complète).	FIÈVRE (diète avec 100 gr. de sucre).
Urée par 24 heures	9.067	13.90	12.061
Azote par 24 heures....	5.629	7.808	6.764

Ces résultats nous prouvent que l'administration du sucre produit dans l'état fébrile une diminution de l'excrétion azotée, et l'auteur ajoute : *Le sucre agit donc à la façon d'un aliment d'épargne vis-à-vis des matériaux azotés, comme on le savait déjà; il restreint leur destruction exagérée dans la fièvre et, en moyenne de 7,8 d'azote total par vingt-quatre heures chez le chien fébricitant en inanition; nous tombons à 6,7 chez le même animal toujours fébricitant, mais alimenté par le sucre.*

En second lieu, le Dr Ragot s'est demandé si le pouvoir urotoxique des urines fébriles était augmenté ou diminué par l'alimentation sucrée.

Voici le résultat de ses recherches :

Le pouvoir urotoxique des urines de la chienne normale est de 93 (lapin pesant 3 kil. 350) ; celui de la chienne à la diète avec fièvre est de 57,7 (lapin pesant 3 kil. 500); celui de la chienne à la diète avec alimentation sucrée, de 88°,2 (lapin pesant 3 kil. 400).

De ces expériences, l'auteur conclut que *l'alimentation sucrée ramène la toxicité des urines des fébricitants.*

Enfin, il a complété ces résultats par la cryoscopie (méthode de Claude et Balthazard) et il a noté que le taux des matières extractives, qui est de 4,125 à l'état normal chez la chienne en expérience, s'élève à 4,966 pendant la période fébrile, mais qu'il est ramené à 4,400 pendant la fièvre, grâce à l'alimentation sucrée.

Ces conclusions prouvent que, dans les états fébriles, « *le sucre restreint la production des toxines et prévient ainsi dans une certaine mesure l'auto-intoxication de l'organisme* ».

Du laboratoire transportant ces notions physiologiques sur le terrain de la clinique, il a pu, chez deux pneumoniques, confirmer le résultat de ses recherches, et noter chez l'homme fiévreux comme chez l'animal fébricitant qui ingère du sucre, la diminution :

1° De l'urée : par 24 heures, 10,316 au lieu de 11,917;

2° Du coefficient uro-toxique : 89,3 au lieu de 54,5;

3° Des matières extractives (cryoscopie) : 1,457 au lieu de 1,682.

L'ingestion du sucre dans les états fébriles réduit les combustions intra-organiques, la production des toxines et restreint l'auto-intoxication des maladies infectieuses. Aussi est-on en droit de conclure au rôle généreux du sucre introduit systématiquement « *dans l'alimentation de tout individu chez lequel la combustion est plus forte que l'assimilation* ».

En résumé, cette action désintoxicatrice, comme son action énergétique, font recommander le sucre aux fébricitants, aux surmenés, aux travailleurs, aux sportsmen, aux vieillards.

Dr BONNETTE.

V

LE COUP DE CHALEUR DANS L'ARMÉE

Rôle préventif du sucre.

L'insolation et le coup de chaleur sont fréquents dans l'armée, surtout durant les longues marches d'été et les rudes étapes des manœuvres.

Rarement observés chez les moissonneurs, ces accidents semblent être l'apanage des fantassins, « *ces malheurcux portefaix, qui traînent sous la pluie et le soleil, la boue et la poussière, leur lourde charge de guerre.* » (Forgue.)

Comme le dit si bien M. le professeur Kelsch :

« *L'ouvrier peut ralentir ou accélérer son travail à son gré, il se repose quand il veut, il s'habille comme il lui plaît, il se nourrit suffisamment.*

» *Le soldat en marche n'a pas le droit d'écouter la voix de l'instinct, il ne peut obéir qu'à celle du devoir : le devoir lui montre le but, il lui faut l'atteindre ou tomber dans le rang.* »

Dans la zone tempérée, la chaleur est rarement assez élevée pour provoquer ces insolations graves, ces congestions cérébrales intenses qui provoquent des morts rapides, comme on l'observe sous les Tropiques.

En France, les coups de chaleur se produisent avec des températures moyennes de 25 à 30°, avec un temps couvert, orageux, sans air, dans les vallées profondes, à la fin des fortes étapes, quand l'homme « *suant, souf-*

flant, *étant rendu* », semble marcher comme dans un rêve, avec sa face vultueuse, sa respiration haletante, ses yeux hagards et injectés de sang, avant de succomber à l'asphyxie qui le gagne.

La fatigue est ici la cause prédisposante et la chaleur la cause déterminante.

Cette asphyxie par la chaleur est une résultante faite de fatigue, d'acide lactique, d'acide carbonique en excès, de toxines organiques, de chaleur non rayonnée : l'organisme en détresse ne peut continuer sa marche, le cerveau est envahi par une sorte d'ivresse, et l'homme tombe râlant, asphyxiant, sur les accotements de la route, au revers des fossés.

Le coup de chaleur est donc un véritable empoisonnement sanguin avec stase circulatoire dans les méninges et les poumons.

C'est dans ces cas de cyanose marquée, de petitesse du pouls, d'œdème pulmonaire envahissant que la *saignée suivie d'injections de sérum artificiel* nous a paru être un moyen thérapeutique héroïque.

Dans nos pays tempérés, le coup de chaleur est donc le triste apanage, l'aboutissant pathologique des longues marches d'été, faites par des temps orageux, couverts, par des journées sans air, par des températures souvent peu élevées.

Dans ces cas-là, la haute hygrométricité de l'air, l'effort musculaire longtemps soutenu, la lourde charge de nos fantassins sont autant de facteurs, qui gênent la respiration et entravent l'évaporation de ces corps en sueur, marchant à rangs serrés.

Ce concert de causes méphitiques élève la température de l'organisme et produit, comme chez les chiens muselés de Richet, cette hyperthermie qui grandit progressivement, perturbant les défenses naturelles de l'économie, anesthésiant le névraxe, enlevant l'alcalinité des plasmas, retentissant fâcheusement sur les propriétés antitoxiques et glycogénitiques du foie.

Grâce à son action énergétique rapide, le sucre nous paraît donc être dans ces cas-là l'antidote des premiers phénomènes morbides de l'hyperthermie. A la fin des rudes étapes, cet aliment est capable de relever le courage abattu d'hommes démoralisés par la fatigue et la chaleur.

Aussi, durant l'été, quand une colonne en marche s'allonge insensiblement, quand les hommes congestionnés s'égrènent sur la route et se jettent sur les revers des fossés, en un mot quand une troupe donne des signes évidents de fatigue, il faut la faire arrêter et lui faire préparer une infusion de café fortement sucrée.

Cette conduite, en Algérie, nous a été particulièrement utile dans les circonstances suivantes que nous allons relater :

« Au mois de septembre 1898, nous accompagnions un détachement de 400 légionnaires de Sidi-bel-Abbès à Saïda (quatre étapes). Le second jour, après la quatrième pause, vers 9 heures du matin, le temps se couvre, la chaleur augmente, les hommes congestionnés, baignés de sueur, ralentissent la marche, la colonne s'allonge et de nombreux traînards se jettent sur les accotements de la route. Trois d'entre eux sont pris de malaises assez sérieux (forme congestive), malaises qui se dissipèrent assez rapidement par des injections d'éther, des frictions énergiques, la réfrigération et la respiration artificielle.

» Prévenu, le chef du détachement fit arrêter la colonne et, sur nos conseils, fit prendre 15 kilos de sucre au village voisin. On donna à chaque homme 35 grammes environ de sucre dans une tasse de café chaud et, après une halte d'une demi-heure, les sept derniers kilo-

mètres furent enlevés sans essoufflement et sans souf-
france. » (*In* Thèse du Dr Ragot.)

×

Dans les **armées européennes**, l'usage du sucre nous
paraît trop restreint, car nos recrues auraient besoin de
trouver dans leur alimentation une source plus précieuse d'énergie, de force et de chaleur.

En Allemagne, les médecins militaires ont essayé,
dans ces dernières années, de faire entrer le sucre à titre
de complément dans l'alimentation du soldat durant les
manœuvres. Les résultats constatés ont paru excellents,
mais il manque à ces faits le contrôle de l'expérimentation scientifique (dosage du CO_2 expiré, de l'urée ex-
crétée, de l'O consommé en vingt-quatre heures avant
et après l'absorption de cette substance, etc.).

En France, aucune tentative sérieuse de ce genre n'a
été faite; mais, en nous appuyant sur les expériences
récentes de nos grands physiologistes, nous pensons que
la ration de 10 grammes de sucre, allouée en temps le
paix aux soldats pour édulcorer leur café du matin, est
insuffisante surtout pour ces organismes jeunes, aux
mutations nutritives intenses, se livrant en plein air à
des exercices violents.

Les rations de sucre pourraient être très avantageusement augmentées de 20 grammes :

1° En temps de paix, 30 grammes au lieu de 10 (dans
le café du matin et le thé de l'après-midi);

2° En manœuvres et dans les stationnements en campagne, 40 grammes au lieu de 21);

3° Ration forte dans les marches et en opération :
50 grammes au lieu de 31.

×

A ce sujet, Holwerda, médecin de l'armée hollandaise à Java, fait remarquer que leurs soldats « *avaient reçu du sucre à merci* » pendant les expéditions de l'Insulinde, ce qui leur permit de bien supporter les fatigues des marches et rendit « *les coups de chaleur extrêmement rares* ».

Dans les expéditions coloniales, nous recommanderions avec lui d'ajouter à une bonne ration d'entretien 100 à 150 grammes de sucre par homme et par jour.

Enfin, si nous avons applaudi à la détaxe du sucre, si nous avons regardé la convention de Bruxelles comme une œuvre essentiellement sociale et humanitaire, c'est dans l'espoir que l'armée saura profiter de ce dégrèvement.

×

En résumé, le sucre, grâce à son assimilation rapide, sera conseillé comme supplément dans les exercices violents, dans les croissances hâtives, dans les longues convalescences, dans le surmenage chronique, dans l'alimentation défectueuse, dans l'effort puissant.

Pour les sportsmen, le sucre est une source précieuse d'énergie musculaire; pour les vieillards, une source salutaire de chaleur. Il est également l'antidote du *mal des montagnes* sur les pics, du *coup de chaleur* dans les plaines.

Cependant usons, mais n'abusons pas du sucre.

Dans les positions sédentaires, dans le travail modéré, cet aliment est superflu et même souvent nuisible, car il favorise l'obésité.

Dans l'action violente et longtemps soutenue, il est au contraire indispensable, car « ce charbon du muscle » relève promptement l'énergie défaillante aux heures de découragement et des suprêmes efforts.

Dʳ DONNETTE.

TABLE DES MATIÈRES

Paris et Limoges. — Imp. milit. Henri CHARLES-LAVAUZELLE.

9 782329 568348